出血・失禁は心配ご無用！
ピールテクニックを用いた前立腺全摘除術

上平　修●著
小牧市民病院腎移植センター部長

金原出版株式会社

はじめに

　私は小牧市民病院に赴任して，15年になります。小牧市は人口約15万人，決して大きな市ではありません。小牧市民病院は昭和60年に新築され，その後何度かの増築，改築はあるものの，狭い敷地内の8階建ての建屋は今となっては，老朽化も目立ち，周囲の市には当院より立派な市民病院がいくつかあります。

　このような病院ですが，地域がん診療連携拠点病院，第3次救急病院，DPC病院第二群に認定され，1日の外来患者は1800人，入院ベッドの占拠率94%，電子カルテが全面導入された1年を除いて12年間の黒字経営は自治体病院の中でも特異的な存在です。

　泌尿器科には，現在，常勤医が8人おり，外来患者一日150人を4診体制で診療しております。自治体経営の公立病院ですので，悪性腫瘍のほか，尿路結石症，前立腺肥大症，尿失禁，小児先天異常，腎移植に至るまであらゆる泌尿器系の疾患を持った患者が集まって来ますが，その中でも，近年増加傾向にある前立腺癌や膀胱癌で受診する患者は多く，前立腺全摘は年間80-100例，膀胱全摘も20-30例行っています。全国の大学病院やがんセンターに匹敵する数をこなしております。

　このような多数の患者を治療するためには，術後合併症によるトラブルのない安全な手術を行うことは患者側だけでなく医療側にとっても至上命題です。そのためには，術前の患者評価はもちろんですが，手術そのものも出血を少なくし，無用な他臓器の損傷を避け，術後管理を楽にする必要があります。私は出血を最小限に抑えるため，いろいろな工夫をしてきましたが，近年エルベ社のVIOシステム®を用いるようになり，鑷子型の電気メスとバイクランプというシーリングデバイスと併用することで，前立腺全摘の場合で出血量150mL前後，膀胱全摘で出血量300mL前後の手術法を確立できました。今では当院で教育を受けた若い先生も，前立腺全摘ならば300mL程度の出血で行えるようになり，他家輸血はもちろん自己血も準備が不要となりました。

　出血の少ない手術が行えるようになるということは，患者さんのメリットはもちろん，医療側にとっても，とても大きなメリットがあります。まずなんといっても精神的なストレスが軽くなります。手術前夜に翌日の手術でトラブルが起こらないか，余計な心配することがなくなりますし，手術後も安心して眠れます。出血した手術の後味の悪さ，再出血したらどうしようか？　出血したときに他の臓器を傷つけていないだろうか？　もしあのまま出血が止まらなかったらどうなっていただろうか？　など悩みながら術後の患者を祈るような気持ちで見守ったなどという思い出したくない記憶を持っている方も少なくないと思います。外科医がメスを

置くことを決めるきっかけはほとんどの場合，手術がうまくいかずに自分の力の限界を悟ったときだと言います。また，出血が少ない手術ができれば患者さんに自信を持って手術を勧めることができます。80歳の膀胱全摘を，躊躇なく患者に勧め，手術ができる方は少ないのではないしょうか？　しかし，300 mLの出血，多く見積もっても500 mL程度で手術ができればあまりストレスを感じることはないと思います。自己血の用意も，医師一人でできるモノではありませんので患者さんに何度か外来に通ってもらい，担当部署で血液を採ってもらい，その前後でいろいろと書類の手続きや説明を行う必要がありますが，その手間から解放されるとコメディカルの負担もかなり軽減できます。

　私の最少出血手術については，今まで何度か学会や研究会でも発表，報告をしてきましたが，使用する道具や使い方が通常の手術とかなり違うので，なかなかイメージできないという声があり，このたび本としてまとめてみました。初心者でもわかりやすいよう，基礎の基礎から書いてあり，コツとなるところやポイントについてはコラム欄をもうけて詳しく解説しました。上級者の先生にはまどろっこしいところがあるかも知れませんが，肩の力を抜いて楽に読めるようなモノを目指して書いたつもりです。また，ここに書かれてあることは，通常，私が実際の手術に際して行っていることをそのまま載せています。これらは私が，すべて独自に編み出し，工夫して行っているというのではなく，臨床の現場やいろいろな学会，研究会や教科書，ビデオで見聞きし，教えていただいたことの集大成です。ここに直接，間接的にご指導いただいた諸先輩方に感謝する次第です。この本が，先生方が手術時に遭遇するいろいろな困難にあたって解決のヒントになり，手術を行うことの精神的ストレスを減らすことができましたら望外の幸せです。

　追記
　DVDには，手術のポイントとなる動画とPDF形式のイラストが入っています。本文の中で該当する部分の動画やイラストがわかるように指示してあります。イラストにあげた3つの絵はピールテクニックのポイントとしてそのイメージを脳裏に焼き付けておく必要があります。これらを用いて術直前のイメージトレーニングに役立ててもらえれば幸いです。

小牧市民病院腎移植センター部長
上平　修

目　次

● 前立腺全摘除術の実際 …………………………………………………… 1

パーフェクトピールプロスタテクトミー (PPP) をめざして ……………… 2
VIO システム® について ………………………………………………… 3
VIO システム® のソフト凝固モード ……………………………………… 4
VIO システム® のソフト凝固モード ……………………………………… 4
　コラム 1　ソフト凝固の幻想 ………………………………………… 6
準　備 ……………………………………………………………………… 7
用いる道具 ………………………………………………………………… 8
基本的な電気メス (鑷子型, ペンシル型) の用い方・注意点 …………… 14
執刀, 皮膚切開 …………………………………………………………… 18
リンパ節郭清 ……………………………………………………………… 21
　コラム 2　スケルトナイズ法とは？ ………………………………… 21
筋鉤のかけ方, 場の作り方 ……………………………………………… 22
前立腺側方の処理 ………………………………………………………… 24
ピールテクニックについて ……………………………………………… 25
　コラム 3　ピールで気づいたこと ………………………………… 28
中心静脈の処理〜尿道側方の巻き縫い ………………………………… 29
中心静脈糸かけのコツ …………………………………………………… 32
尿禁制はどうやって得られるか？ ……………………………………… 36
尿道の切断と糸かけ ……………………………………………………… 39
中心静脈からの出血の予防法と出血時の対処法 ……………………… 41
　コラム 4　糸かけ練習器 …………………………………………… 44
　コラム 5　かけた糸の置き場について …………………………… 45
　コラム 6　尿道側方の巻き縫いについて ………………………… 46
前立腺の翻転, 後面剥離 ………………………………………………… 48
精嚢剥離と精管切断 ……………………………………………………… 50
膀胱, 前立腺境界の切断・前立腺離断 ………………………………… 51

止血の確認	52
尿道口形成と尿道吻合	53
ドレン挿入	55
正中創の縫合	56
術後管理	56
コラム 7　運針練習	57
コラム 8　必殺の糸送り棒	60
コラム 9　糸の結紮	61

●写真で見る手術手順　63

皮切	64
リンパ節郭清	65
側方処理	66
中心静脈処理	68
尿道切断	72
前立腺後面剥離	74
精嚢剥離, 精管切断	76
前立腺剥離	77
膀胱尿道吻合	79
ドレン挿入	82
創閉鎖	83

●症例に応じた対処法　85

大きな前立腺　尖部が埋まり込んでいるもの	86
癒着のある場合	86
中心静脈が幅広い場合	86
側方の太い静脈束	87

中心静脈処理前に出血した場合 ………………………………………………… 87
TURP 後の前立腺全摘について ………………………………………………… 87
腎尿管全摘後の前立腺全摘 ……………………………………………………… 88
直腸手術後の前立腺全摘 ………………………………………………………… 88
直腸癌が前立腺へ浸潤している場合の低位前方切除および前立腺全摘 ……… 88

索引 ………………………………………………………………………………… 92

付属 DVD の使い方

◎ DVD をセットするとメニュー画面が起動します。

◎ ご覧になりたいチャプターをクリックすると，動画が再生されます。イラストは PDF で表示されます。

◎ 本文中の DVD動画❶ DVDイラスト❷ などのアイコンは，DVD のメニュー画面に表示される各チャプターと関連づけてあります。

◎ 本文の解説とあわせて，DVD 動画・イラストをご利用下さい。

メニュー画面

ピールテクニックを用いた前立腺全摘除術

動画1 側方処理
動画2 中心静脈処理
動画3 尿道側方の巻き縫い
動画4 尿道切断〜糸かけ
動画5 精嚢剥離〜前立腺遊離
動画6 尿道吻合
動画7 Perfect peel prostatectomy (PPP)全編ダイジェスト
動画8 サントリーニ出血の対処法
動画9 膀胱内突出型前立腺の症例
動画10 深部結紮用の糸送り棒の使用法
動画11 運針練習用のペットボトル作成
イラスト1 肛門挙筋筋膜保存（Peel technique）の剥離開始部位
イラスト2 中心静脈遠位の吊り上げ
イラスト3 尿道側方への筋膜固定

前立腺全摘除術の実際

　前立腺全摘除術（以下前立腺全摘）は局所限局性前立腺癌の根治治療です。現在，限局性前立腺癌には放射線療法の内照射，外照射，重粒子線治療，手術療法の腹腔鏡，ロボット補助手術，小切開治療，経会陰的手術などいろいろな選択肢がありますが，基本となる手術は開腹による恥骨後式の前立腺全摘です。近年は開腹手術が減少し，尿管切石術などの良性疾患に対する以前のような開腹手術がほぼ消失しました。単純な腎摘術が腹腔鏡下で行われるようになると，初心者がはじめて行わなければならない手術が前立腺全摘というのもあり得る話です。最近の，とくに腹腔鏡が導入されて以降の若い先生は，外科の先生と違って手術のイロハ（糸の結び方，剪刀の持ち方等）をしっかりと身につけることなく，いきなり実戦に臨むことが少なくないのではないかと感じています。このようなケースも考え，初歩的な事項もふくめく記載したいと思います。

パーフェクトピールプロスタテクトミー (PPP) をめざして

　PSA検診，前立腺生検が広く行われるようになり，手術の適応となる前立腺癌は近年急激に増えました．とくに天皇陛下が手術を受けられた2003年以降，当院の手術件数（前立腺全摘）も70例から100例を推移するようになっております．

　わたしが泌尿器科医になりたての頃は当院の前立腺全摘術も年間20例前後でしたので，膀胱全摘と同程度の頻度であり，出血もかなり多かったものです．とにかく癌の手術であり，根治が目的だから尿失禁などの多少の不都合は我慢してもらうしかないと，患者にも自分にも言い聞かせて納得させていた時代でした．

　急激に数が増えたこの10年間ですが，腹腔鏡およびロボット補助手術により術野が拡大視野で行われ，前立腺とその周囲の解剖が詳細に検討されるようになると，今まで見えてこなかったいろいろなモノが見えるようになりました．それらの新しい知見を見聞きして自分の手術に応用していき，ピールテクニックを開発することができました．通常の出血は200mL以下で，退院時の尿禁制8割が現在のベンチマークですが，すでに出血量わずか（測定できず），バルン抜去直後から失禁なしという患者も現れています．

　わたしはそのような症例を勝手にパーフェクトピールプロスタテクトミー（PPP）と呼んでいますが，このような手術ができるまでに600例を要しました（付属のDVDに"PPP"が達成できた手術のダイジェスト動画があります）．　DVD 動画❼

　この本を読んだ皆さんはおそらく数十例の経験でそこまで行けるのではないかと思います．この本はかなりマニアックなテクニックを紹介しており，独断部分も多分にあると思いますが，最後までつきあっていただければ必ず技術の向上に役立つと思います．

VIOシステム®について

私がVIOシステム®を初めて知ったのは2004年のことです。この頃は，私自身，まだ200例ほどしか全摘術を経験しておらず，うまく手術ができれば300mL程度の出血で抑えられましたが，症例によっては1000mLの出血をみることもあり，自己血をあらかじめ用意することが当たり前の時代でした。当時は順行性から逆行性のアプローチに変わりつつある時代であり，私自身も逆行性のアプローチを行い始めた頃でした。中心静脈静脈叢の処理に関して，いろいろな方法を試みていましたが，確実に出血を抑えることができず，また尿道を切断してからも尿道周囲から出てくる，染み出すような出血に頭を悩ませていました。

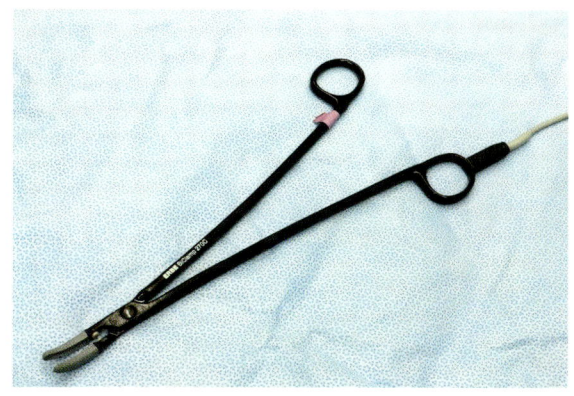

図1　バイクランプハンドピース

ちょうどその頃，リユーザブルのシーリングシステムとしてバイクランプ（図1）を知りました。さらに，バイクランプを用いるには電気凝固装置としてVIOシステム®が必要で，これはバイクランプと組み合わせることで血管を結紮せずに処理できるばかりでなく，電気メスとしての性能も格段に優れていることを知ったのです。当初は通常のペンシル型の電気メスを主として用いていましたが，ソフト凝固というモードが，組織を蒸散乾燥させにくく，炭化も起こしにくいことを知るにつけ，鑷子型の電気メスの方がVIOシステム®と相性がいいのではと思い至り，使用してみました。

電気を流さずに通常の鑷子として用いる鈍的な剥離，カットモードによる鋭的な切開，出血時に出血部分をつまんでいったん出血を止めソフト凝固で止血するという操作が1本の鑷子型電気メスでできることがわかりました。また予防的に血管の表面に鑷子先を当てて凝固すれば，出血予防もできることがわかりました。今までの，直角鉗子で層を剥離して持ち上げて電気メスで切開し，出血は鑷子で出血部位をつまんで，そこに電気メスを当てるという，両手または助手が必要だった操作が，術者のワンハンドでできるようになったのです。とくに皮膚切開が小さくなってくると，相手のいる作業は視野の共有が難しくなり，うまく呼吸が合わないと切開すべき部分がうまく見えないなど，いらついたり，もどかしくなるものですが，基本的に剥離と切開をすべて術者ができるのですから，小切開においてもこのことは大いに役立ちました。

さらに灌流バイポーラ鑷子という選択枝が増えると，太い血管の処理やウージングのような奥からの出血の止血，筋肉や骨表面からの出血も容易に処理できるようになり，前立腺全摘も平均出血量150mL前後でできるようになりました。

こうなると，かなりの高齢者や肺機能，腎機能の悪い患者などリスクがある場合でもあまり気にせずに手術ができるようになります。もしかしたら2000mL出るかも知れないと思って勧める手術と，絶対輸血なんて必要ないと思って勧める手術では患者さんに話すときのこちらの態度も違ってくるものです。患者さんも安心してこちらに手術をまかせてくれます。逆にもうVIOシステム®なしでは怖くて手術ができないと思うに至りました。ではなぜVIOで血が止まるのか？これを理解しないと，この器械を十分活用することができません。

VIOシステム®のソフト凝固モード

　VIOシステム®はエルベ社の高周波電気手術装置です。通常の装置では，出力を保つため抵抗に応じて電圧が変化しますが，VIOシステム®では電流，電圧，アークの強度などを瞬時に計算しながら，切れやすい所では出力が下がり，切れにくい所では設定範囲内で出力が上がるように調節されています。

　特筆すべきはソフト凝固というモードです（図2a）。通常の電気手術装置では凝固モードでは高電圧をかけ，スパークを発生，その放電熱により温度が上昇し組織変性を起こします。急激な温度上昇により炭化が起こると電極に付着したり，炭化組織が剝がれれば再出血を起こす可能性があります。一般にスパーク放電には200Vp以上の電圧が必要ですが，VIOシステム®におけるソフト凝固は，高電圧放電による弊害である組織の炭化や予期しない部位での体内での放電，術者の手袋を介した放電の危険性を抑えるため電圧は190Vp以下に設定され，主にジュール熱による組織変性を起こします。炭化を起こさず組織が切れないのが最大の特徴です。時間をかけることで熱が深部まで伝わり，血管壁そのものの変性により血管が収縮して止血することができます。これは，通常の凝固が血管内の血栓形成によるものと大きく異なる点です（図2b）。

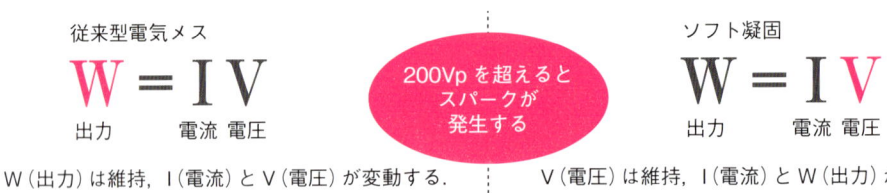

従来型電気メス　　　　　200Vpを超えるとスパークが発生する　　　　　ソフト凝固

$$W = IV$$
出力　電流　電圧

$$W = IV$$
出力　電流　電圧

W（出力）は維持，I（電流）とV（電圧）が変動する．

V（電圧）は維持，I（電流）とW（出力）が変動する．

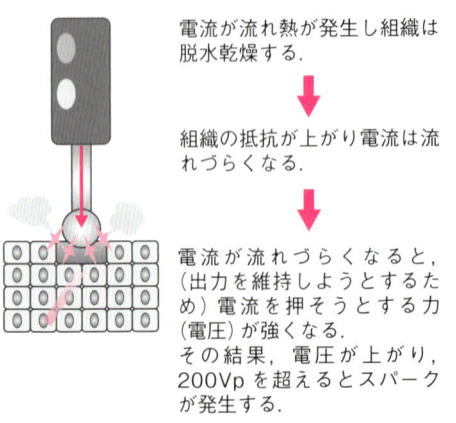

電流が流れ熱が発生し組織は脱水乾燥する．

↓

組織の抵抗が上がり電流は流れづらくなる．

↓

電流が流れづらくなると，（出力を維持しようとするため）電流を押そうとする力（電圧）が強くなる．
その結果，電圧が上がり，200Vpを超えるとスパークが発生する．

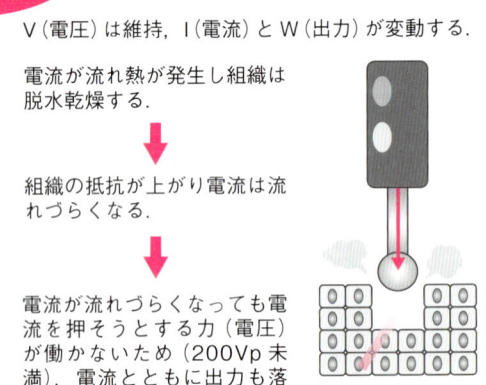

電流が流れ熱が発生し組織は脱水乾燥する．

↓

組織の抵抗が上がり電流は流れづらくなる．

↓

電流が流れづらくなっても電流を押そうとする力（電圧）が働かないため（200Vp未満），電流とともに出力も落ちていく．電圧が上がらないため（200Vpを超えないため）スパークは発生しない．

通常の電気凝固とソフト凝固の比較ですが，電気凝固は電流が流れジュール熱の発生とともに組織が脱水乾燥すると抵抗が上がり電流は流れづらくなります．
通常の電気メスでは出力Wを維持するため電流が流れづらくなると電圧が上がり，200Vpを超えてスパークが発生します．組織はスパークのため高熱になり炭化します．
ソフト凝固は電圧を190Vp以下に制御して放電が起こらないようにしています．電圧が200Vpを超えなければ放電は起こりません．右図にあるように電流が流れ組織が脱水乾燥して抵抗が上がると，電圧は低いため電流は流れずに出力も落ちていきます．そのため組織は脱水乾燥状態のまま終了し不要な炭化を防ぐことができます．

図2a　通常の凝固とソフト凝固の違い

また，いくつかのモードがプログラムされており，凝固止血モードにおいて瞬間的に凝固乾燥させるモード（swift coagulation），炭化せずに凝固するモード（soft coagulation）や，切開モードについてもほとんど抵抗なく切開できる high cut mode や止血しながら切開ができる autocut mode など，状況，部位に応じた切開，止血凝固が可能です。いくつかのモードがあるので，最適なモードを選択しないと思うように止血できないこともあり，慣れが必要です。使う道具に応じてそれぞれのモードを記憶できるので，最適な組み合わせをあらかじめ記憶させておく必要があります。

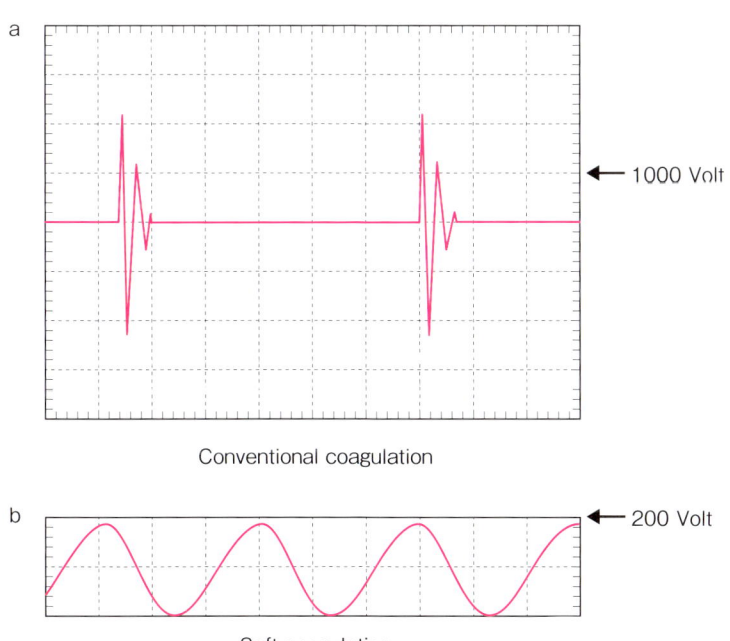

通常の電気手術装置では高電圧をかけ，スパークを発生，その放電熱により温度が上昇し組織変性を起こします。スパークにより組織が切れないよう断続的な波（バースト波）になっています．

VIO システムにおけるソフト凝固は高電圧放電による組織の炭化や予期しない部位での体内での放電や術者の手袋を介した放電の危険性を抑えるため電圧は 190Vp 以下に設定されており，主にジュール熱による組織変性を起こします．

図2b　通常の凝固（a）とソフト凝固（b）の違い
（T. Sakuragi et al./Interactive CardioVascular and Thoracic Surgery 7(2008) 764-766 より引用）

コラム1　ソフト凝固の幻想

　最近は止血力が強いということでソフト凝固による止血が流行しています。確かに，今までなかなか止まらなかった出血がソフト凝固で止まるようになったのは事実ですが，このことをもう少し深く考えてみる必要があります。なぜ通常の電気メスが出血をなかなか止められないかというと，電気メスの接点で急速に温度上昇を起こすとそこで炭化が起こり，内部に電気が流れにくくなるのと，炭化組織が温度伝達の障害物として働き，組織の奥に熱が伝わらなくなってしまうからです。この点，ソフト凝固は熱の上昇が抑えられるため炭化が起こらず，時間をかければ中まで熱が浸透して，血管を変性収縮させ止血することができます。ですから，出血が止まらないと思ってずっと凝固し続けるとどんどん熱が組織の奥まで深く浸透し，思わぬ組織損傷を起こすことがあります（**図**）。

　たとえば前立腺全摘における中心静脈の処理ですが，これも長く凝固を続ければ熱が奥まで伝わり，最後には止血できるかも知れませんが，尿道近傍での止血操作は尿道の筋層の変性をもたらし，術後の失禁の原因となる可能性も考えなくてはなりません。このため，ソフト凝固もある程度トライしてそれでも止血しない場合は，糸をかけての止血など別の方法を検討する必要があります。臓器を摘出するだけの手術ではなく，前立腺のように術後の機能を保持する必要がある手術の場合には，なるべく熱変性を避ける必要があります。なまじ時間をかければ出血が止まってしまうので，血が止まるまで凝固し続けている若い先生を見かけますが，これはいい結果をもたらしません。

　出血を減らすことは，視野を確保し，より安全な手術を行うための手段であって，手術の目的ではありません。あまりに出血量にこだわるあまり，必要のない部分や非常にデリケートな操作を要するところまで凝固してしまうと，勃起不全や尿失禁などの機能障害，吻合部からの長期溢流，直腸損傷などの合併症を引き起こす可能性がありますので，矛盾した言い方ですが出血は抑え，止血は最小限にとどめる必要があります。

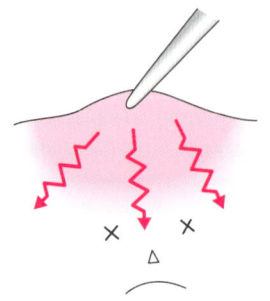 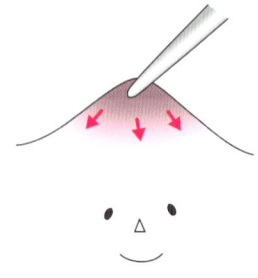

①ソフト凝固
　時間をかけるほど熱が
　奥に伝わり変性をおこす

②通常の凝固
　表面で炭化して熱が
　伝わらない

図

準備

　手術は全身麻酔で行いますので，一般的な全身チェック（肺機能，心機能，肝腎機能，血液凝固系機能の評価）が必要です。

　次に，前日に手術オリエンテーションと麻酔科の術前回診を受けてもらいます。また前日は，下腹部の剃毛も行います。当日は絶食で，便が出ないときは浣腸をします。中心静脈カテーテルは不要で，末梢に1本ラインを確保します。

　麻酔は，基本は全身麻酔を行った上で，術後の疼痛管理用に持続硬膜外カテーテルを留置しておきます（術後はバルンポンプの付いたシリンジを接続して2日間ロピバカイン（アナペイン®）の持続注入を行っています）。術中の血圧モニタリングと採血路確保のため一応動脈ラインは確保していますが，必ずしも必要とは考えておりません。

　NGチューブは挿管後に入れますが，手術室から退室する時には抜去します。

用いる道具

　一般的な開腹手術の道具ですが，とくに前立腺全摘にあたり必要な道具を挙げます。

- ヘッドランプ
- 拡大鏡
- 電気メス　高周波電気手術装置　およびハンドピース（ペンシル型，モノポーラ鑷子，灌流バイポーラ鑷子）
- オムニトラクト®　各種鉤
- 5 mm 腹腔鏡（フレキシブルタイプ）およびスコープホルダー
- 鉗子類，剪刀
- 吸引嘴管
- 糸と糸送り棒
- バルンカテーテル　18 Fr，16 Fr
- ペンローズドレン　12号
- ツッペル
- サージセル®

① ヘッドランプ（図3）

　小切開での手術にあたり，直視下で行うためには必要です。フォーカス機能が付いて50-70 cm の距離で明るくなることが重要です。

② 拡大鏡（図4）

　前立腺全摘の場合，狭い視野を拡大してみるのと同時に周囲も見えなければいけません。私は2.5倍の拡大鏡を用いていますが，直接メガネのレンズに付いているタイプであれば視点を移動させるだけで周囲を見ることもでき，ヘッドランプが邪魔にならないのでお勧めです。

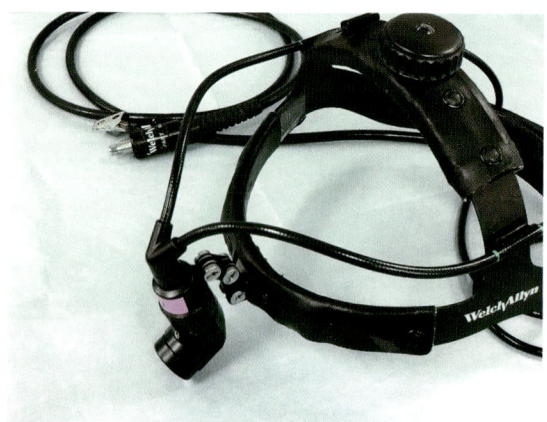

図3　ヘッドランプ（ウェルチアレン社製）

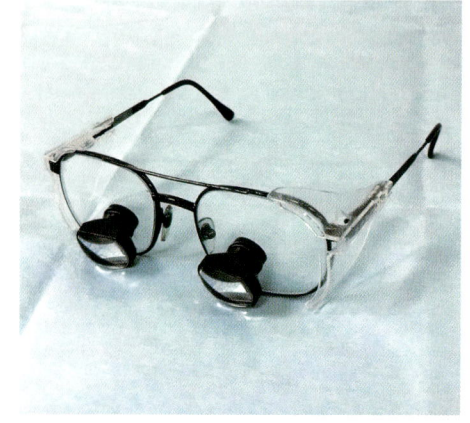

図4　拡大鏡（デザインフォービジョン社製）

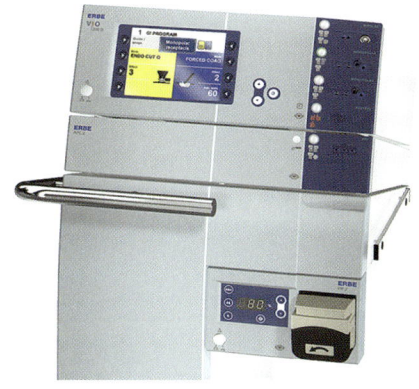
図5　VIOシステム（VIO300D）エルベ社製

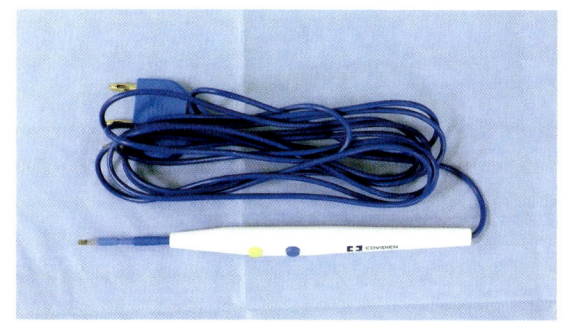
図6　ペンシル型ハンドピース（コヴィディエン社製）

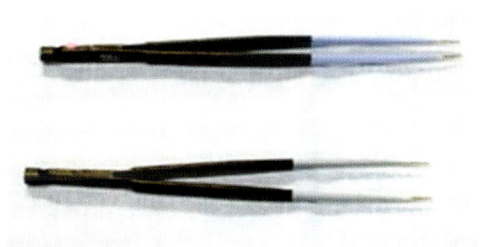
図7　モノポーラ鑷子（オルセン社製）

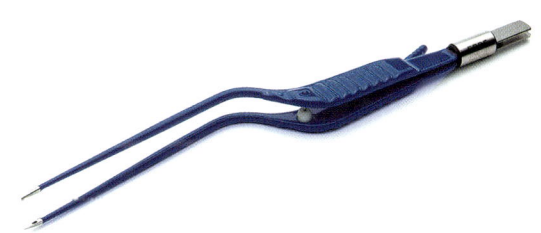
図8　灌流バイポーラ鑷子（エルベ社製）

③ 電気メス（電気手術装置）（図5）

　当院ではVIO300Dを用いています。最新のものではフットスイッチと連動して動く灌流ポンプが付いています。追加モジュールを付けることでペンシル型ハンドピースとモノポーラ鑷子，灌流バイポーラ鑷子，バイクランプが1台のVIOに接続，使用可能となります。

　ペンシル型ハンドピース（図6）：手元のスイッチで凝固と，切開の両方が行えます。切開はハイカットモード，凝固はスイフト凝固（ここはソフト凝固ではない！）を用います。

　モノポーラ鑷子（図7）：一般的な剥離，切開と凝固はこのモノポーラ鑷子で行います。オートカットモードとソフト凝固モードに設定します。鑷子先で剥離しながら，層と層の間に行き交う血管や結合織を凝固，切開して剥離を進めるというのが基本的な使い方です。

　灌流バイポーラ鑷子（図8）：鑷子先から生理食塩水を流すことで，100℃以上に温度が上がりません。周囲を広く浅く焼き（というか"煮る"感覚），毛細管現象を利用して奥に入り込んだ血管断端や，脂肪からのウージングを止血することができます。血管壁に当てても凝固しても，壁は破れずに収縮するので，小血管の引き抜きにより血管に開いた小さな穴を処理したり，中心静脈の太い血管を予防的に凝固収縮させることができます。しかし深度は浅いものの広い範囲が焼けるので，重要な神経や血管の近くでの使用は注意が必要です（p14「基本的な電気メスの用い方・注意点」で詳述します）。

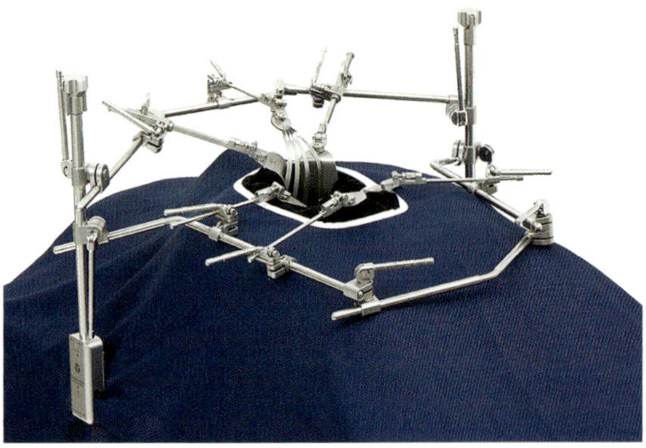

図9 トンプソン型開創器(トンプソンサージカルインスツルメント社製)

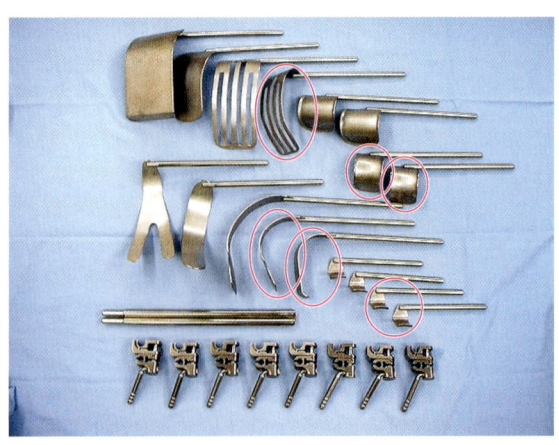
図10 オムニトラクト®鉤一式(オムニトラクトサージカル社製)
(○で囲んだものは手術で用いるもの)

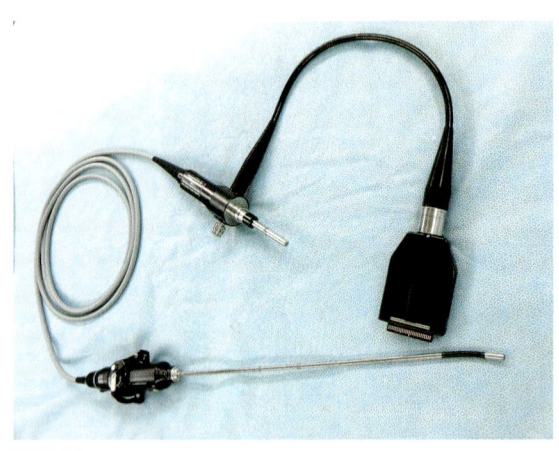
図11 5mmフレキシブル腹腔鏡(オリンパス社製)

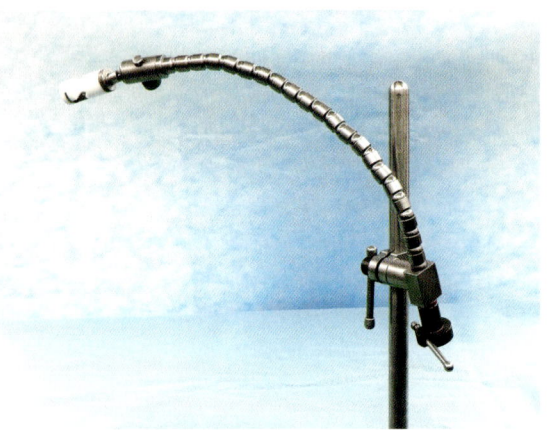
図12 スコープホルダー(グレイサージカル社製)

④ 開創器

オムニトラクト型開創器を用いていますが,トンプソン型開創器(図9)でも代用ができます。皮膚,皮下,筋肉にかけるL型または鞍型の鉤,組織を押さえるハート型,広く押さえる平型(すだれといっています),大きなL型を用います(図10)。これらは膀胱全摘の際も同様に使用します。

⑤ 腹腔鏡スコープ(5mmフレキシブル)

オリンパス社製のスコープ(図11)を用いています。足側から90°以上曲げて恥骨裏をのぞき込むように立てます。スコープの把持のため任意の部位と角度が保持できるスコープホルダー(図12)(グレイサージカル社製)を用いています。

⑥ 鉗子・剪刀(図13)

先が緩く彎曲した鉗子をいくつか用います。尿道にかけた糸を把持するのに,区別のための3種類の鉗子が必要です。また中心静脈を集簇するためにアリス鉗子を用います。クーパー,

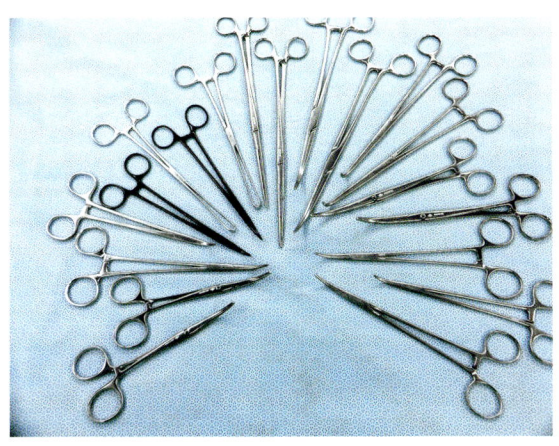

図13 鉗子類一式

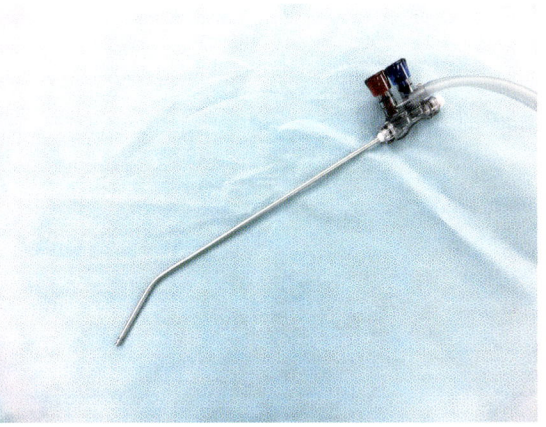

図14 ディスポーザブル注水吸引嘴管（Lagis社製）
（先が曲げてある）

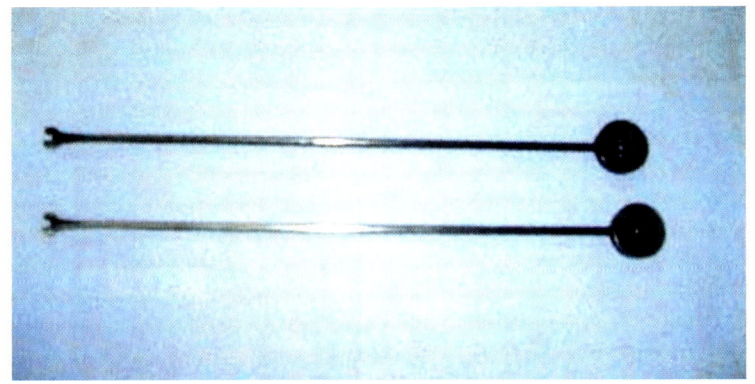

図15 糸送り棒（ミズホ社製）

メッチェンとも通常の長さと柄の長いものを用いています。

⑦ 吸引嘴管

　出血吸引のため，先の曲がったアーガイル社製の透明なタイプのものを用いています。金属と違い，電気メスが当たっても通電しないことと，透明なため視野の邪魔になりにくい点で好んで用いています。また，局所を冷却する目的で腹腔鏡用の注水，吸引ができるディスポーザルの吸引嘴管（図14）も同時に用いています。

⑧ 糸と糸送り棒（図15）

　すべての止血をVIOシステム®のみで行うことは不可能です。場合に応じて結紮で止血することがあります。また膀胱の内尿道口の形成や，膀胱尿道吻合にも糸が必要ですし，創の閉鎖も糸を用いています。基本的には吸収糸で，感染に強いモノフィラメントを用いますが，耐熱性や糸のしなやかさから，場所によってはバイクリルの編み糸も用います。

　糸送り棒は，狭く深い術野では必需品です。私はミズホ社製のものを使用しております。慣れれば通常の指による結紮より早く確実に結紮できるようになります。

　2-0バイクリル（CT-1 36mm 70cm），1/2丸針

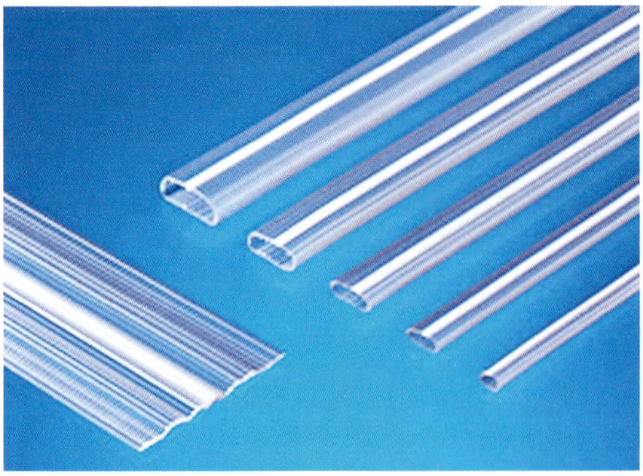

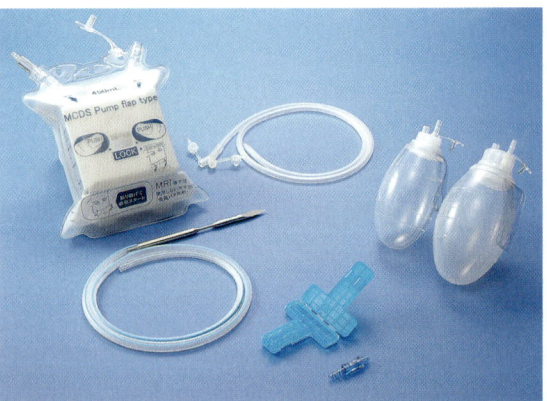

図16a　チューブドレン（シラスコン®ペンローズドレーン 12mm　カネカメディックス社製）

図16b　陰圧ドレン（アーガイルマルチチャネル®ドレン　コヴィディエン社製）

　　3-0バイクリル1本取り（SH-1 22mm 70cm），8本取り（control release SH-1 22mm 45cm）
　　4-0モノクリル（RB-1 17mm 70cm）
　　3-0モノクリル（RB-1 17mm 70cm）
　　4-0PDS両端針（RB-1 17mm 70cm）
　　3-0PDS（SH 26mm 70cm）
　　糸送り棒：ミズホ社製の1-0用，3-0用送り棒（図15）

⑨ バルンカテーテル

　18Frのものは最終的に膀胱尿道へ留置するのに用います。特殊なものでなく通常のシリコンコーティングのものです（バルン容量10mL）。16Frのカテーテルは，はじめに清潔操作で膀胱内に留置し，尿道切断時に同時に切断，尿道側は尿道断端に糸をかけるときに補助になるように用い，膀胱側はそのまま留置して膀胱前立腺の頭側への牽引と尿の膀胱外への流出防止に用います。

⑩ チューブドレン（図16a），陰圧ドレン（図16b）

　リンパ節郭清をしないときは膀胱尿道吻合部近くにおき，リンパ節郭清するときは左右の郭清部に置きます。硬いデュープル型は周囲組織を傷つけたり巻き込んだりするおそれがあるので用いていません。菌の侵入を防ぐため，ドレン口には滅菌パックを貼り，ドレン抜去時にパックごと抜去します。最近は陰圧をかけるタイプの平型のドレンを用いています。陰圧をかけるタイプは，腸管を吸引しそうなので腹腔内に入れるのは控えていますが，後腹膜腔なら安全と思い用いています。

　また，感染防止のため，正中創は皮下埋没縫合でロイコストリップテープ固定後にテープで覆うようにして，術後2日間は創を開けません。こうすることでドレンや創を覆うガーゼがなくなり，術後のガーゼ交換をする必要はほとんどなくなりました。

⑪ ツッペル

　　剥離は主にバイポーラ鑷子，モノポーラ鑷子の先で行いますので，ツッペルは主に出血時の止血や組織の圧迫に用います．以前はガーゼ球を柄の長いケリー鉗子に付けて用いましたが，最近は血液の吸収がよい腹腔鏡用の柄の長いタイプのもの（5mm 成毛式ソラココットン：ケンツメディコ社製，エンドパス®チェリーダイセクター：ジョンソンエンドジョンソン社製）を用いています．これは出血をワンポイントで圧迫し止血することができます．また組織をこすった時に適当な摩擦力がありますので組織を支持したり，膜構造の層に沿った剥離が可能になります．これを用いれば中心静脈の出血などの際や前立腺から尿道の側方にかけて，外側骨盤筋膜（lateral pelvic fascia）を出血なくピールするのに非常に役に立ちます．

⑫ サージセル®

　　尿道周囲からの静脈性の出血は血管断端が見えないこともあり，また尿道や神経にあまり熱を加えたくないことからも悩ましいところです．わずかな出血なら灌流バイポーラ鑷子の毛細管現象を利用して止血できますが，それでも無理な場合，サージセル®（正式にはサージセル・アブソーバブル・ヘモスタット　綿型5.1×2.5cm：ジョンソンエンドジョンソン社製）を当てて圧迫をします．ほとんどの場合は何とかコントロールすることが可能です．

基本的な電気メス（鑷子型，ペンシル型）の用い方・注意点

　一般的な手術は，層の剝離と切断，血管の遊離，結紮，切断が基本です。剝離には鈍的剝離と，癒着などの際の鋭的剝離があり，これらはすべて鑷子型の電気メスを用いて行います。

　利点は一人操作ができること，出血を確実に止血しながらできること，繊細な切離凝固ができることです。通常のペンシル型の電気メスは，どうしてもメス先端が固定されないので指の振動が直接伝わってしまい，ぶれやすいものです。鑷子型の電気メスは，つまんだ状態で焼き切るので確実に凝固して，意図した部分，意図した深さだけ切離することができます。ただ，凝固モードでは十分な止血能力がありますが切開は不可能で，無理に引っ張れば引きちぎって血管を根本から引き抜き出血させることがあります。

　切離の基本は，切開モードでつまんでからスイッチを押すのではなく，つまむのと同時にスイッチを押すか，または切除する部分の組織に鑷子先を押し当て，引っかけるようにして切離します。長時間の凝固で周囲の組織の熱変化が問題となることがありますので，焼き切れないときは潔くメッチェンに替えて切離する必要があります（表1）。

① モノポーラ鑷子

　モノポーラ鑷子による切離，凝固が細かい部分の処理の基本となります。

　VIO 設定　切開モード：オートカット　エフェクト5　60W
　　　　　　凝固モード：ソフト凝固　エフェクト7　80W にして行っています。

　切開，凝固とも患者の体型により切れにくさや凝固しにくさが変わりますので，患者に応じてエフェクトを調節する必要があります。脂肪の多い症例ではエフェクトを上げる必要があります。

　使用する場所　腹膜を腹壁から外す部分，リンパ節郭清，尿道の後面から前立腺後面の剝離，膀胱前立腺境界剝離の一部

　使い方のコツ　左手に絶縁鑷子（先のみ金属が露出しているもの），右手にモノポーラ鑷子を持ちます。鑷子先を閉じた状態で組織を剝離していき，交通する血管や，切離ラインを横切る線維組織はつまんで切離します。電流を流しながら鑷子先を動かすときは，周囲組織に触らないよう，鑷子先を横に振るのではなく，必ず上方向に動かし，つまみ上げるようにします（図17）。

② 灌流バイポーラ鑷子

　灌流バイポーラ鑷子は止血効果において非常に強力ですが，場所と使用法に注意が必要です。バイポーラで切開ができるのは VIO システム® の特長です。

表1　電気メスの種類と VIO のモード設定

	切開モード			凝固モード		
モノポーラ鑷子	オートカット	エフェクト5	60W	ソフト凝固	エフェクト7	80W
灌流バイポーラ鑷子	バイポーラカット	エフェクト6	60W	バイポーラソフト凝固	エフェクト4	60W
ペンシル型電気メス	ハイカット	エフェクト4	80W	スイフト凝固	エフェクト3	60W
バイクランプ		エフェクト3	変調30			

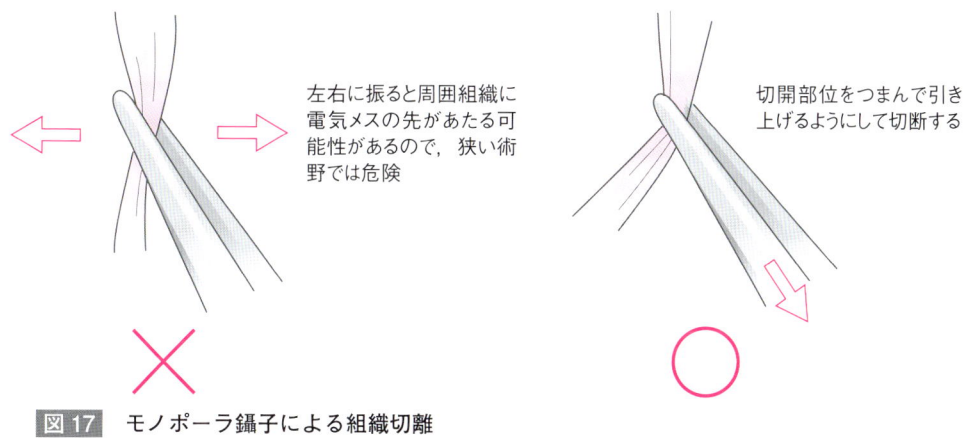

図17　モノポーラ鑷子による組織切離

　　VIO 設定　　切開モード：バイポーラカット　エフェクト6　60W
　　　　　　　　凝固モード：バイポーラソフト　エフェクト4　60W で行います。

使用する場所　最も重要な部分は中心静脈の切開です．この部分はバイポーラ凝固で予防的に止血しながらバイポーラ切開で切開します．この使い方により，中心静脈の処理はほとんどの症例で出血 50 mL 以内で行うことができるようになりました．また，膀胱と前立腺の境界を後壁から剥離する場合には，灌流バイポーラ鑷子の先をそろえて鈍的に剥離しながら出血を凝固していきます．灌流により温度が 100℃ 以上には上がらないため，切開が全く起こらず安全に凝固ができます．灌流水が表面張力によって組織の表面を這うように広がるので，組織の中に埋まり込んだ血管断端も処理することができます．

　このことは，脂肪からのウージングや筋肉を切開するときに非常に役立ちます．筋肉内の出血は，通常の電気メスでは筋肉が収縮してなかなか止血できませんが，灌流バイポーラ鑷子なら筋線維の間に水がしみこんでいき出血を止めることができます．これは透析患者の筋切開などでは非常に有効です．また，太い静脈からの小血管の引き抜き損傷や動脈壁に伴走する栄養動脈の凝固など，通常血管を焼くのは禁忌ですが，この灌流バイポーラ鑷子での止血は有効です．血管に押し当てても血管が切れることがありませんので，前立腺表面の怒脹した静脈などをあらかじめ灌流バイポーラ鑷子を用いて当てると，おもしろいように血管が収縮してしぼみ，出血をおさえることができます．

　また，恥骨裏などの骨表面骨膜からの出血など通常のペンシル型電気メスではなかなか止めることができない部位ですが，灌流バイポーラ鑷子の先を少し開いた状態で血管断端をはさむように骨に鑷子先を当てて凝固すれば容易に止血することができます．

使い方のコツ　灌流する水の量が非常に大切です．速度はゆっくりで，鑷子先を少し開いた状態で水滴が表面張力で保たれ，1-2 秒間に1滴程度で落下するのが理想です．あまり滴下が速すぎると，十分温度が上がらず組織が凝固できませんし，ゆっくりすぎると（先が詰まった場合など）短時間で広く浅く凝固することができません．

　また灌流バイポーラ鑷子で切開するときは切開するべき組織を挟み，左右どちらかの鑷子先を固定し（組織に当てて固定），もう一方の鑷子先を動かしながら切ります．時にうまく切れない方向があり，その場合は，灌流口のある方の鑷子先が切離できますので，そちらを動かし

ます。これは中心静脈切開の時に行うやり方です。また，バイポーラ鑷子は鑷子先が閉じた状態では使えず（電気が直接鑷子間で流れてショートしてしまう），わずかでも離れた状態にする必要があります。「鑷子先を完全には合わせない」，この寸止めの感覚が重要です。

　宙に浮いた架橋状の組織や血管を切る場合，そのまま組織に鑷子先を垂直にあてて摘むと，最後に完全に切れる前に鑷子の左右の先端間でスパークが飛んでうまく切れません。この場合は，最後に完全には鑷子先を合わせず，ねじるように角度を付けてつまみながら切ると十分凝固させて出血なく切ることができます。モノポーラ鑷子とバイポーラ鑷子では切離時の鑷子先の動かし方が微妙に違い，ちょっとしたテクニックがいるところです。

③ ペンシル型電気メス

　VIO設定　切開モード：ハイカット　エフェクト4　80W
　　　　　　　凝固モード：スイフト凝固　エフェクト3　60Wで行います。

　最新の機械では凝固にクラッシックモードがあり，これは凝固として使うよりも切開として使う方が止血を兼ねた切開として有効です。また凝固でソフト凝固を用いないのは，ペンシル型で止血するときは出血部位に電気メスの先をあてがうようにして処置しますが，ソフト凝固で接触しても血液が流れている状態ではほとんど止血することができないからです。スイフトでは触った瞬間に組織の蒸発，乾燥が起こり止血できます。

　使用する場所　皮下の切開，脂肪，筋膜切開，側方の腹膜外腔の剝離，膀胱前立腺境界の前半面の切離。

　使い方のコツ　皮下の切開，皮下脂肪層の切離はカットモードで行います。脂肪を凝固で切開すると脂肪壊死を起こし，傷の治りが悪くなります。筋膜，筋は凝固で切開します。ここまでは浅い部分なので，電気メスの先端は通常の短いもので行いますが，腹膜を側方へ剝離するところからは先端を長く伸ばしたものに交換して用います。膜一枚のみを焼いて剝離するぐらいの繊細な動きが要求されますので，先の一部をどこかにあてがい，滑らせるか，支点として固定して先を振る動きで組織を切開します（図18）。手先の微妙な振動（震え）をとってやることが重要です。

　腹膜前面の脂肪層の切開まではペンシル型電気メスで行い，腹膜前面を体壁から剝離するのも電気メスを用いますが，腹膜が薄い場合などは穴を開けないよう確実に剝離するため，モノポーラ鑷子に換えて"つまみ切開"で切り分けていきます。基本的な剝離操作はモノポーラ鑷子にて行いますので，その後にペンシル型電気メスを用いるのは膀胱と前立腺の境界離断で，膀胱の離断面を止血しながらならすのに用います。

④ バイクランプ

　VIOシステム®を語る上でバイクランプを外すことはできません。同時に切離はできないものの，リユーザブルで十分シーリングができる点，使い出すとなくてはならない道具になります。

　VIO設定　エフェクト3　変調30
　使用する場所　リンパ節郭清時の切離断端処理，浅中心静脈処理，前立腺脚（前立腺動静脈）の処理，精管切断時の断端処理に用います。

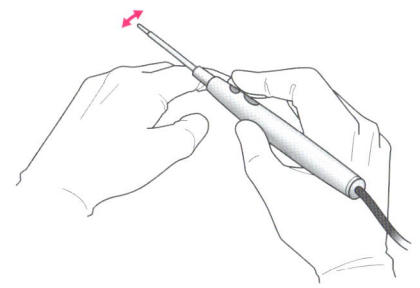 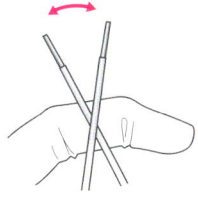 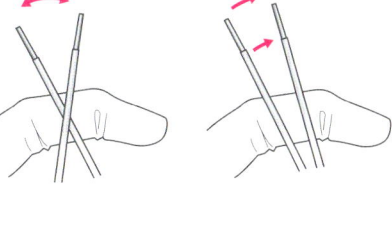

左手の指または近くの器械に固定してこれを支点として左右にメス先を動かす
または指の上を滑らせるように動かして切開する

指を支点とした動き

指の上を滑らせるような動き

図18 ペンシル型電気メスによる切開の仕方

使い方のコツ　基本は切離すべき血管・リンパ管を含んだ組織を直角鉗子で剝離し，バイクランプで挟み込みます。バイクランプのJAW先に重要な組織が当たっていないことを確認して凝固します。組織を分けずにJAW先をつっこんで電気を流すのは危険ですが，唯一，浅中心静脈を含んだ前立腺尖部前面の脂肪を凝固するときは脂肪を分けることで出血することがありますので，脂肪組織を中央に集簇させるようにそのままざっくりと掴んで凝固します。特殊な使い方ですが，透析患者や肝硬変など，血小板が低い患者で筋肉を切開するときなど，あらかじめバイクランプで筋肉を挟み，十分凝固してから切離していくと出血なく切断することができます。

執刀，皮膚切開

体位と消毒，ドレーピング

通常の仰臥位で，砕石位にはしておりません。下腹部のブラッシングとイソジン消毒後，陰茎のみ載せるようにして大腿部にコンプレッセンをかけ，清潔に 16 Fr のバルンカテーテルを留置します。このとき，あとで切断した膀胱側のカテーテルを把持牽引できるよう 10 cm ほどカテーテルを膀胱内に押し込んでおきます。手洗い後，大型のコンプレッセンをかけますが，あとでコンプレッセンを切断することもありディスポ製品を用いています。術創用の孔は 20 cm × 20 cm 程度で，左右と上方はテープで辺縁を皮膚に固定します。

タイムアウト

患者誤認防止とオペチーム内で共通の認識を得るため，執刀医は術前に患者の姓名の確認および術名，術者，予定時間，予想出血量，注意点などを確認します。

執刀

通常，執刀医は患者の左側に立ちます（図 19）。中心静脈を処理する際，患者の右側に立って骨盤をのぞき込むように順手で持針器を持って糸をかけるのが一般的かも知れませんが，左に立つことにはいろいろな利点があります。まず自然な形で骨盤内を覗くことができます。左手で前立腺，尿道の方向をコントロールすることができます。恥骨の裏側が張り出した患者の場合，恥骨がひさしのように前立腺の前面に覆い被さり，視野の妨げになることがありますが，視線を低くすれば尖部まで見ることができます。そのため糸を中心静脈にかける際も，刺入点と出口部を容易に視認することができます。逆針でかけることに慣れてしまえば，このやり方がずっと楽なのがわかります。

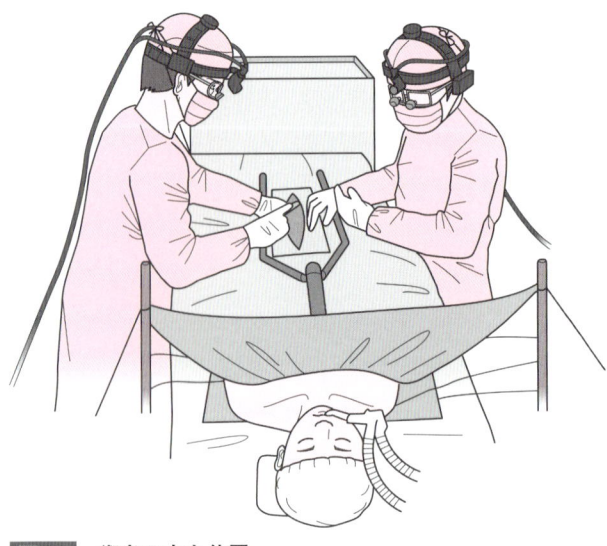

図 19 術者の立ち位置
術者は患者の左側に立つが，リンパ節郭清と側方の剥離は右側は術者，左側は助手が行うこととなる．

皮膚切開

皮膚切開は7-8cm恥骨上縁から臍下まで延ばします。皮膚は円刃にて切離し，皮下組織から脂肪にかけてはペンシル型ハンドピースのハイカットで切断します。ここを凝固モードで切開しないのは，術後，脂肪壊死から創離解をおこすことを防ぐためです。もし出血するようなら，出血点を確認しスイフトコアグレーションモードで凝固します。

有鉤鑷子で執刀医と助手が皮膚を持ち上げてその間を切開する方法がありますが，うまく呼吸が合わないと切開創が左右どちらかにずれるので，当院では術者がケリー鉗子を切開予定部の下にもぐりこませて，鉗子先を開き，その上を助手が電気メスで切開するようにしています（図20）。こうすると，出血した場合も切開断面が上を向いており出血点を確認しやすいのと，引き上げた断面を下に廻した鉗子先と指の間で圧迫することで，とりあえず出血を止めて電気で凝固止血ができます。筋膜，腹直筋中央は鉗子で持ち上げて凝固モードで切開します。

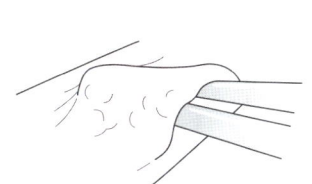

脂肪組織にもぐりこませる

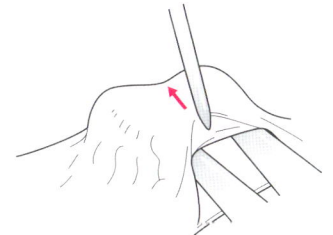

電気メスで切離する

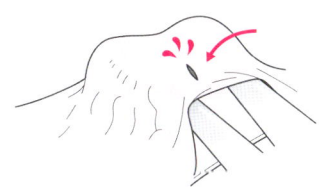

出血しても出血面が上を向いているので，出血部位の同定が容易でありワンポイントでおさえて止血しやすい

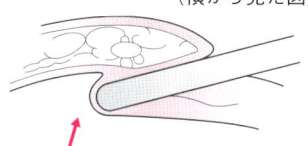

（横から見た図）

腹膜の折れ曲がり
このまま切開すると腹膜も切開するおそれがある

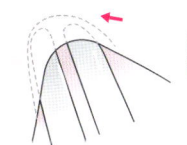

（上から見た図）
腹膜が折れ曲がり翻転している

腹膜直上をもぐらせた鉗子は先を開く前に少し手前に引き抜く．
腹膜が鉗子先端で折れ曲がりかぶさっていることがあるため．

図20 正中創　脂肪〜筋膜の切離

剥離

　次に腹膜の直上を左右に剥離します。剥離は，腹膜の直上で脂肪（paravesical fat pad）は壁側に付けます。助手は足の長い筋鈎を用いて，筋肉を腹膜から剥離できるように支えます（図21）。剥離は右側は左の術者，左側は第一助手が行っています（この時，患者を右を行う時は右に，左の時は左に約15°ほど患者の体を傾けて行います）。

　ここまでの出血は通常ごくわずかです。

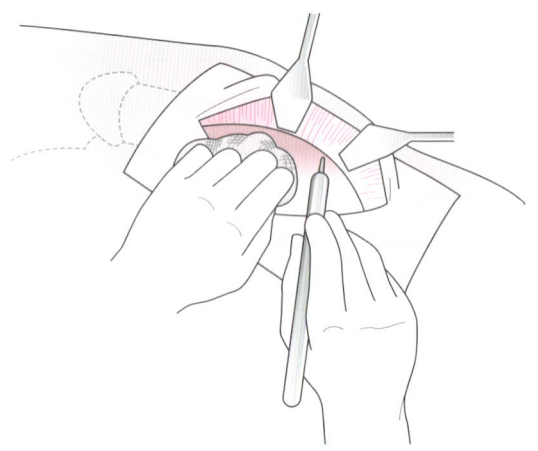

助手は筋鈎を用いて腹壁の裏側を支える．
術者は左手に滑り止めのガーゼを持ちながら，
電気メスで境界を切開剥離していく．

図21　右側方の剥離

リンパ節郭清

まず，開創鉤をかけ直します．郭清する側の皮膚にかけた鉤を強めに引き，対側の鉤はゆるめます．膀胱側面に長いL鉤をかけ，腹膜には上方に圧排するようハート型の鉤をかけます．右の郭清を行うときは術者は左に立ち，患者の体を右に約15°ほど回転させ，左を行うときはその逆を行います．

リンパ節郭清をどこまで行うかも議論のあるところです．当院では，PSAとパルチンノモグラムからリンパ節転移の確率を求め，確率5％未満ならば郭清を省略しています．

郭清範囲は通常，閉鎖節のみです．術後，リンパ嚢胞ができないよう足側の断端は結紮を行います．外腸骨静脈からリンパ節郭清の上縁となる切開線を確保し，足の長いL鉗子をかけて外腸骨静脈を圧排します．

下縁は閉鎖神経としますが，うまく剥離できないときにはクーパーの刃先をへらのように用いて脂肪を閉鎖神経，動静脈からこすり取るようにします（スケルトナイズ法）．

コラム2　スケルトナイズ法とは？

脂肪の中に脈管が埋まっているとき，脈管を残して脂肪のみ取り去る方法です．閉鎖節や，内腸骨節の郭清，大動静脈間リンパ節の郭清などの際に，とても有効な方法です．クーパー先をへらのように持ち，脂肪を押しつぶすようにして剥離します．脂肪より強度のある脈管はそのまま残りますので，結果的にリンパ節を含んだ脂肪が一塊として摘出されます（図）．

細い脈管は切れることがあり，摘出後は，ガーゼで圧迫しながら，出血点を探し，焼いて止血する必要があります．このような部位の止血は灌流バイポーラ鑷子が得意なところです．閉鎖節の場合，外腸骨静脈下の閉鎖神経の出現部を下から上に骨盤壁をこするような感じで脂肪をつぶし，閉鎖神経を明らかにします．つぶした脂肪をガーゼで拭き取った後，閉鎖神経に気をつけながらシーリングデバイスでリンパ管をシールして切断すれば，リンパ管の近位端の処理を行うことができます．

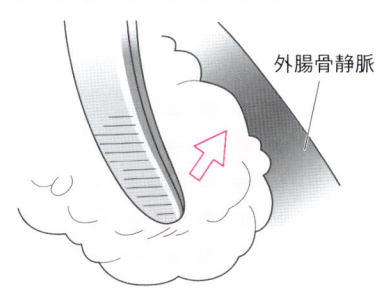

クーパー先をヘラ代わりにして脂肪を押しつぶすようにこする

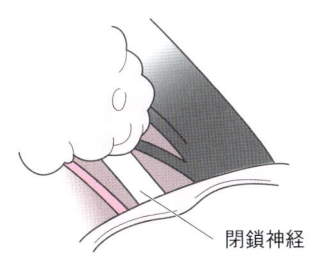

脂肪がつぶれて脈管のみが残る

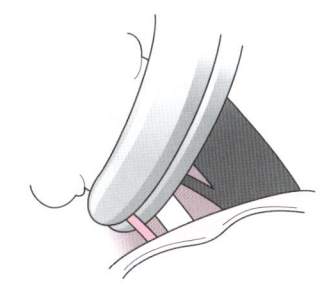

リンパ管はバイクランプ後に切断する

図

筋鉤のかけ方，場の作り方

筋鉤のかけ方

とくに狭い視野で手術する際，うまく筋鉤をかけられたかどうかで，手術のやりやすさが格段に変わります。ただ強く引っ張るだけでは駄目で，鉤先をうまく効かせるため角度を付けて引っ張る必要があります（図22）。

また，膀胱側面にかける際，術野を平らにすることで，視野が良くなり，出血しにくく，出血しても簡単に対処できるようになります。

鉤の引き方ですが，以下の二つの術場のイメージに近づけるようにかけます。

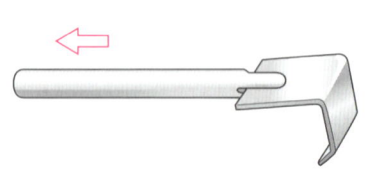

強く引っぱっても鉤先の角度がつかないため創縁より奥の組織を圧排することができない

図22 筋鉤のかけ方

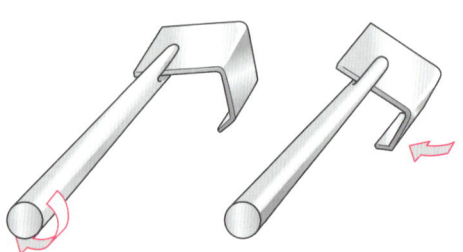

柄を軸として回転させるように固定すれば鉤先を創縁より奥に入れて（鉤先を効かせて）引っぱることができる

側方処理，リンパ節郭清時の場のイメージ（図23）

側方を処理する場合は内側の鉤を膀胱の側面を下方に押すようにかけます。これにより膀胱側面が二つの面に分かれ，一方は船底，一方は船の側面内側になります。

この視野は膀胱全摘，前立腺全摘共通で，この術野を作ることにより，NVB（神経血管束）が明らかになるので前立腺全摘の場合はピールの開始点が確認できますし，膀胱全摘においては精管の剝離，側方臍索処理，尿管剝離が容易にできるようになります。

中心静脈処理時の場のイメージ（図24）

正中切開を横に広げますが，鉤のかけ方は中央よりやや足側で前方に引きながら下方に押しつけるようにします。できた創縁の形は爪縁のような形になります。このようにすれば，中心静脈の最も近いところにアプローチが可能になります。

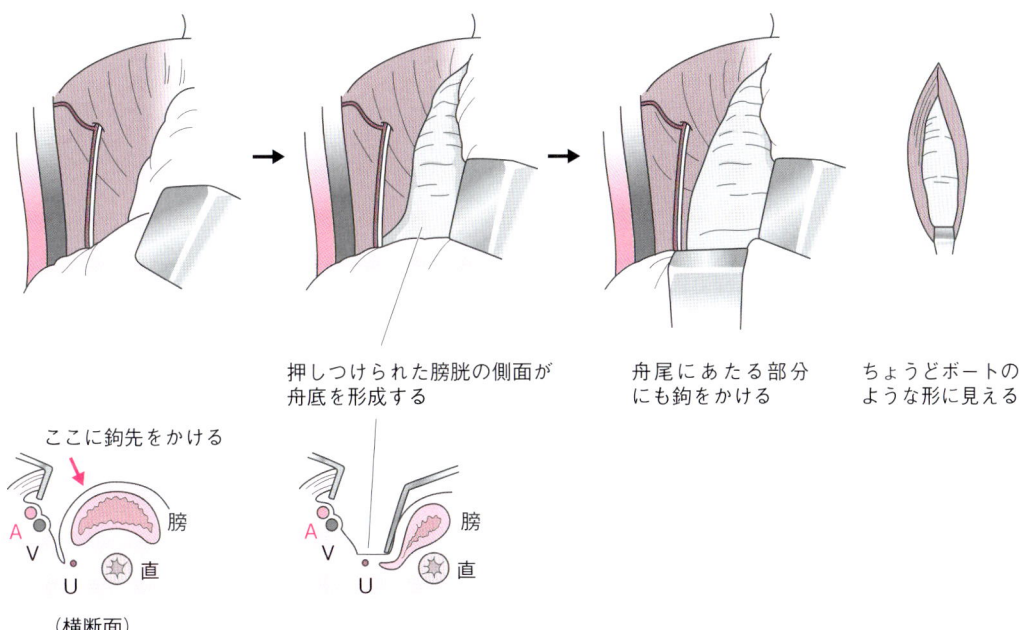

図23 側方処理・リンパ節郭清時の場のイメージ

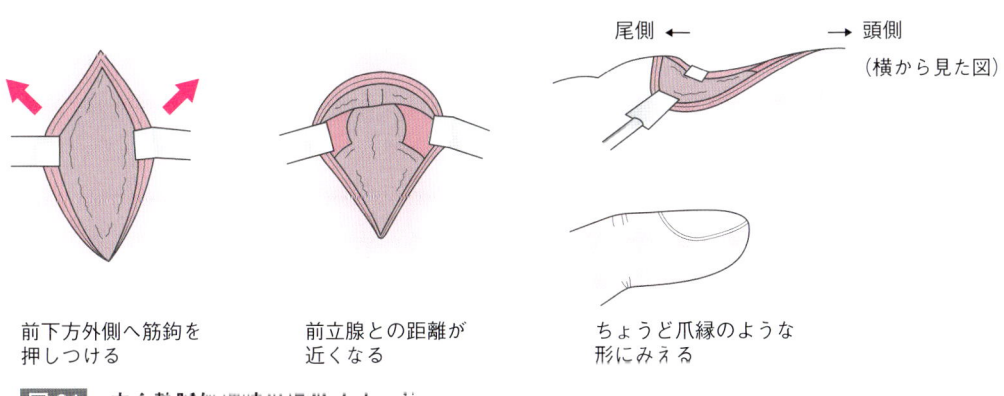

図24 中心静脈処理時の場のイメージ

前立腺側方の処理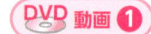

　ここからが，尿禁制や勃起を可能にするのに大切な所です。出血を抑える準備が必要となります。膀胱から前立腺にかけての出血しそうな静脈の表面をあらかじめ焼灼しておきます（図25）。

　患者の体位は，右側方を行うときは術者は左に立ち，患者を左に傾けます（リンパ節郭清と逆）。左側方の場合は術者は反対側に立って行います（当院では，術者をここだけ交替して助手に行ってもらっています）。筋鉤をかけ直します。膀胱側面にかけた筋鉤をやや上方に折り返してから少し離してかけ，切り立った膀胱側面を寝かせるようにします（p22「側方処理，リンパ節郭清時の場のイメージ」参照）。

　まず，内骨盤筋膜と前立腺との移行部を前立腺尖部の表面からこすり落とすように剥離します（ピールテクニック）。尖部に近づくにつれて恥骨前立腺靱帯の下に静脈が隠れており，これを損傷しないよう，あらかじめ灌流バイポーラ鑷子を用いて焼灼しておきます。

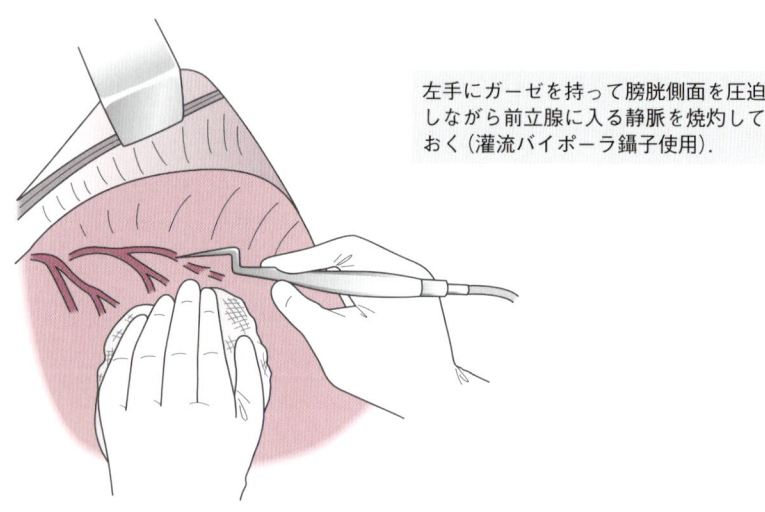

左手にガーゼを持って膀胱側面を圧迫しながら前立腺に入る静脈を焼灼しておく（灌流バイポーラ鑷子使用）．

図25　前立腺側方処理

ピールテクニックについて DVDイラスト❶

　前立腺周囲の膜構造を残したまま，膜構造を外し，尿道の支持組織を残す方法です。

　まず膀胱前立腺の側方の血管を明らかにするため，付着する脂肪を可及的に取り除きます。

　脂肪からのウージングを予防するために，灌流バイポーラ鑷子を用い適宜予防的な凝固をしながら，下から上につまみ上げるようにして脂肪を外すのがコツです。

　鑷子先またはツッペルを用いて，鈍的に前立腺から薄皮のような筋膜を剥離します。前立腺の表面から外そうとしてもうまく外れないことがあります。剥離ラインを見極めるコツですが，まず前立腺より下方，膀胱から直腸の移行部のあたりで膀胱側を内側に圧迫すると肛門挙筋に緊張がかかり，骨盤側と膀胱側の間で両端が牽引され，いわゆるハンモック状態となります。よくみると膀胱側に付着するように筋膜の折り返しのラインが見えますので（膜の翻転部に当たります），これを前外方に押すようにして剥離します（図26）。

　この膜は前立腺側方も連続的に覆っており，tendineus arch（腱弓）の下をくぐるようにして尿道方向へ剥離することができます。膜の下の前立腺表面には側方を走る静脈が何本か走っており，この静脈が表面の膜が外れて太く浮き出たように見えれば，適切な層で剥離できたことになります（図27）。また肛門挙筋の筋束の一部が前立腺の尖部側面に付着し，尖部に行くにつれ尿道の側面を回り込むように尿道の下側に伸びているのがわかります。これを恥骨尾骨筋というようですが，この中を太い静脈が走ることがあり注意して処理しないと，少なからぬ出血をきたすところでもあります。適切な層に入ればこの筋束を尖部外側に押しのける様に外すことができますが，時にこの筋束の中を通る静脈には，前立腺表面の静脈との交通枝があり，剥離時に静脈が破綻して出血することがあります。そのような場合でも前立腺側方の太い静脈を予防的に灌流バイポーラ鑷子で焼灼しておけばあまり大きな出血は起きません。また，このときNVBの動脈の走行を見てそれよりも直腸側は焼灼しないようにします。もし膜の剥離時

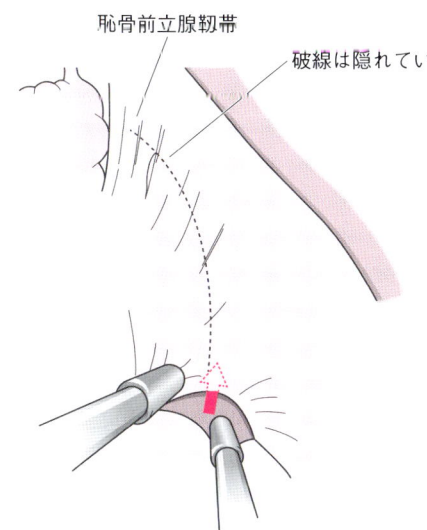

図26　ピールのきっかけの作り方

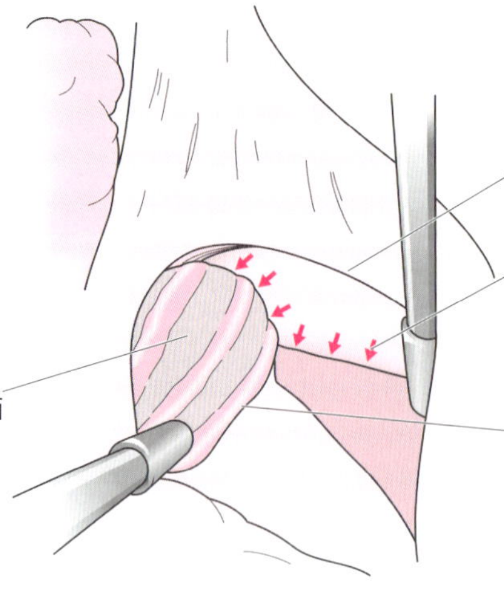

図 27 ピールする剝離層の作り方①

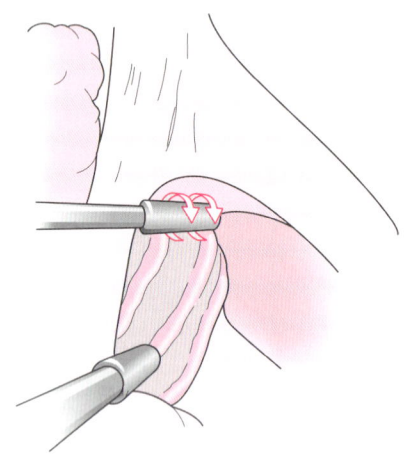

図 28 ピールする剝離層の作り方②

に静脈が裂けて破綻しても，灌流バイポーラ鑷子をあてがえばほとんどの場合，止血することが可能です．

　ピールを行うのに非常に有用なのが腹腔鏡用のツッペルです．当院では先端が5mm径のものを用いています．鑷子先などと違って力が一点に加わらず面として膜を押すようにして剝離ができますので，筋膜の損傷を防ぐことができます．剝離時のコツは剝離の底の部分（剝離の境界，一方は骨盤底側，もう一方は膀胱，前立腺側になります）にツッペルの先をおき，骨盤側の筋膜を外方に外す感覚です．もし剝離しにくい部分があれば，ツッペルの柄を軸として回転させ，ツッペル先をねじり，筋膜上を転がすようにしながら剝離します（図28）．もし剝離近くの血管が裂けて出血しても，出血部位をそのままツッペル先で押さえることができますので，ツッペル先で圧迫し，とりあえず止血した状態で灌流バイポーラ鑷子を用意し，少しずつツッペル先を動かして出血点をピンポイントで確認し，鑷子先をごくわずかに開いた状態で出血点に軽く押し当てて止血します．これにより恥骨尾骨筋を残し，腱弓をそのまま残すことが

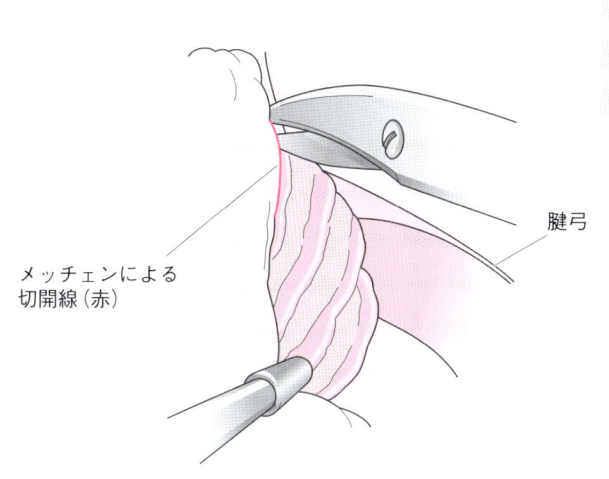

可及的に恥骨前立腺靱帯の内縁にむけて筋膜を切り込み，前立腺尖部近くまで剥離する．
直下に静脈があるので損傷に注意する．

腱弓

メッチェンによる
切開線（赤）

図29 恥骨前立腺靱帯のはずし方

できます。また，肛門挙筋は腱弓の上下で薄い膜を被った状態になります。
　この筋膜は尖部近くになるにつれ恥骨前立腺靱帯の前立腺付着部では剥離することができず，靱帯の裏側に回り込む形となりますが，この状態にした後に靱帯を前立腺に近いところで遠位方向に剥くような形で切断剥離します。この靱帯の下ぎりぎりに静脈が走っていることがありますので，損傷しないように気をつけます。切断にはメッチェンを用い，少しずつ鋭的に割を入れては遠位側に剥くようにすれば，静脈の表面を滑るようにして血管を傷つけずに剥離することが可能です（図29）。
　ピールテクニックにより，腱弓とそれに付着する筋膜構造を残すことができるようになり，バルン抜去直後からの尿禁制を約8割に上げることができました。

コラム3 ピールで気づいたこと

　そこに実際に存在するものであってもその存在を意識しないと，そこにあることがわからない，見えないということはよくある話です。ピールを行うようになって気づいたことは，前立腺の支持構造です。

　前立腺の尖部を処理する際に，前面から前立腺を見ていると，恥骨前立腺靱帯が尖部と恥骨の間を縦に走っています。この白い腱状の靱帯のすぐ横の筋膜は薄く，時に穴が開いていることもあります。前立腺尖部を剥離する際には以前はこの膜（内骨盤筋膜）を切開して剥離していましたが，そうすると肛門挙筋の筋束がむき出しに見える状態となり，尖部を剥離する際に一部の筋束がばらけて前立腺の付着部から裂けるように外れていきました。この部位は筋束裏に血管が隠れていて，容易に出血しやすい所でもあります。

　これがピールを行うようになり肛門挙筋を筋膜をつけたまま剥離するようになると，この筋膜がどうしても外れないところがあることに気づきました。その部位がちょうど恥骨前立腺靱帯が前立腺に付着する部分でした。ピールを行い始めた当初は前立腺の表面から筋膜を上から下にそぎ落とすように筋膜を外していたのですが，なかなかうまく剥離できず，症例によってうまく剥離できるものとできないものがありました。

　しかし，前立腺より深い直腸側で筋膜の折り返し点をみつけ，筋膜を尾側に押しやるように剥離すると，きれいに奥深くまで剥離することができました。この筋膜は尿道の右側は4時の部分，左は8時の部分から斜め上方に恥骨尾骨筋の裏張りをするように恥骨前立腺靱帯の付着部まで伸びており，それを境界として付着し，これ以上は剥離できないことがわかりました。

　実はこれが下から見た場合の肛門挙筋の筋束の一部を形成している恥骨尾骨筋の前立腺の付着部です。この筋肉の中に前立腺の表面を走る静脈との交通枝があることもあり，その場合，筋束の剥離時に損傷しやすいことがわかりました。上から見ているだけではわからないことですが，この筋束が恥骨前立腺靱帯の前立腺付着点から伸びる腱弓をハンモックの支えとして，左右から前立腺を吊り上げるように固定しているわけで，前面から剥離すれば恥骨前立腺靱帯の付着部が外れてぐらぐらになり，前立腺を吊り上げようとする力がうまく働かないのです。

　ピールを行った後に腱弓をくぐらせるように糸を回し，後でこの糸を結紮することは，恥骨尾骨筋の支点を左右の腱弓の始まりである恥骨前立腺靱帯の前立腺付着部を固定すると同時に，恥骨尾骨筋の筋束を温存して尿道を吊り上げるように働くことになります。ピールをうまく行い，吊り上げていた遠位の糸を結紮すると左右の腱弓が"ひさし"のようになり，尿道の前面にせり出した格好になります。この構造が，尿禁制に非常に重要な役割を果たすのです。

中心静脈の処理〜尿道側方の巻き縫い　DVD動画❷・❸　イラスト❷・❸

　ふたたび筋鉤をかけ直します。左右の皮膚，筋層にかけた鉤をかけ直し，尖部がよく見えるようにします（p22「筋鉤のかけ方，場の作り方」参照）。

　手術台を，術者側（左側）に少しだけ傾けます。

　作業の流れとしては

　①中心静脈の集簇と近位の結紮，遠位の吊り上げ

　②中心静脈止血と切断，吊り上げ糸の結紮

　③尿道側方の巻き縫い

の3ステップに大きく分かれます。

①中心静脈の集簇と近位の結紮，遠位の吊り上げ

　中心静脈の静脈叢にまず近位側からアリス鉗子をかけ，近位を2-0バイクリルで結紮します。1回でもいいのですが，緊張がかかって緩みやすい場所なので2回回して結紮します（図30）。次にアリス鉗子を外し，集簇した血管をケリー鉗子で持ち替えます。

　遠位端では腱弓の下面に2-0バイクリルの針をくぐらせるようにして2回かけ，この糸を吊り上げます。この時の糸の回し方がその後の出血をコントロールする大きなポイントになりますので，p32「中心静脈糸かけのコツ」にて詳述します。この操作を2回することで，最終的には静脈叢を術者側から見て反時計回りに2回，回して縛る感じになります（結紮部分がちょう

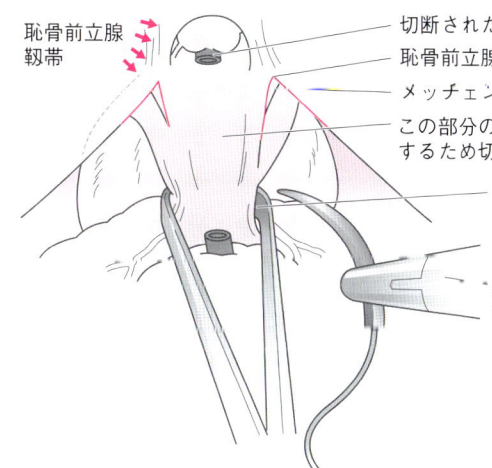

恥骨前立腺靱帯
切断された浅中心静脈
恥骨前立腺靱帯の内側を切開する
メッチェンによる切離ライン
この部分の脂肪は前立腺の形態をわかりやすくするため切除しておく
深中心静脈の入った筋膜をアリス鉗子で中央に集簇する
針を逆手につけ持針器を立てるように持って針を回してやる

（斜め横から見た図）

まとめた中心静脈の底をすくうように水平に糸を回してやる．

図30　中心静脈処理（1）

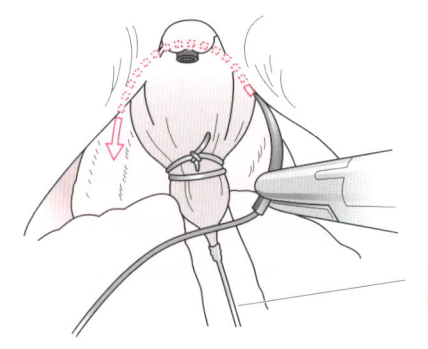

遠位の糸はなるべく奥にかけるように
腱弓の下をくぐらせて対側に抜く．

ケリー鉗子で近位の
結紮節を把持する

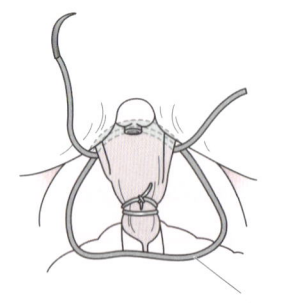

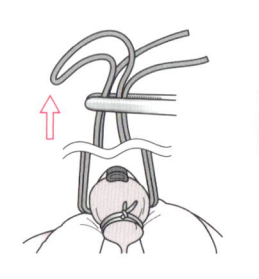

モスキート鉗子で糸を持って
吊り上げる．

糸を2回同じように　この糸も吊り上げる
かける

図31 中心静脈処理(2)

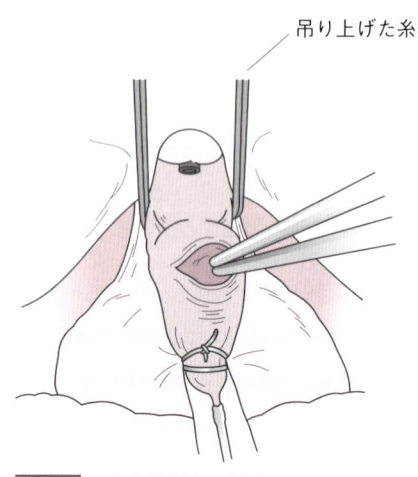

吊り上げた糸

灌流バイポーラ鑷子を用いて
中心静脈を切断していくと，
つっぱりがとれて次第に前立
腺が手前に引き出されてくる．

図32 中心静脈処理(3)

ど静脈叢の6時方向に当たります）が，とりあえず回した糸はモスキート鉗子で吊り上げます
（図31）．

②中心静脈止血と切断，吊り上げ糸の結紮

　次のステップでは，灌流バイポーラ鑷子を用いて中心静脈の入った組織を凝固しながら切開します（図32）．ここでは，前立腺に切り込まないように尿道に到達することが重要です．灌流バイポーラ鑷子の予防的な凝固にもかかわらず出血するようなら，吊り上げた糸を結紮し，とりあえず止血を試みます．尿道との距離や出血に応じて，さらにもう一度糸を吊り上げるようにかけるか，縛った糸を用いてもう一度中心静脈に糸を回して縛るかを決め実行します．尿

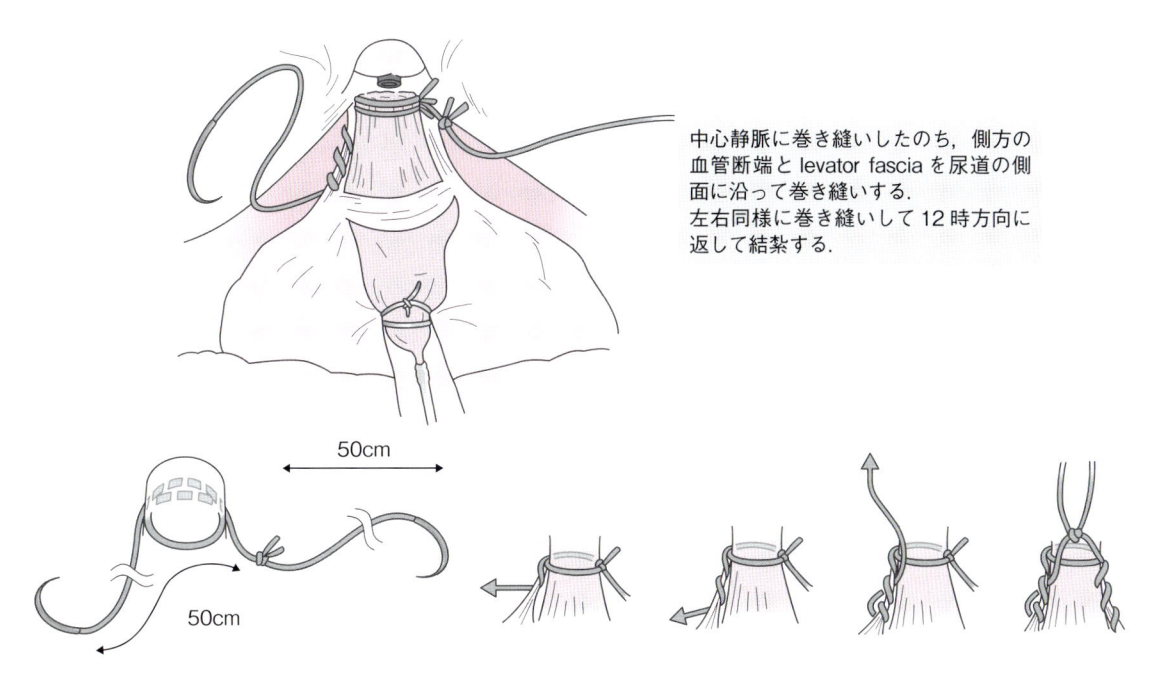

中心静脈に巻き縫いしたのち，側方の血管断端と levator fascia を尿道の側面に沿って巻き縫いする．
左右同様に巻き縫いして12時方向に返して結紮する．

図33 側方の巻き縫いの方法

道が出てきたらこのステップは完了です．

③尿道側方の巻き縫い

　尿道を剝離し，輪郭がわかったら，3-0バイクリル両端針を用いて尿道の側方を走る血管を縫い込むように巻き縫いをします．最後は返して上方で左右の糸を結紮します（図33）。糸は後に膀胱の前壁にかけて前壁補強としますので，切らずにそのまま残しておきます．側方の巻き縫いはこの手術の中で最も技術を要するところです．通常の回転運動では適切に針を回すことができませんので，運針の練習が必要です．練習の仕方についてはp57「コラム7」に詳述します．

中心静脈糸かけのコツ

　中心静脈を吊り上げる糸のかけ方でこの手術の半分は決まると言っても過言ではありません。それにはうまく場を作ること，糸の入れ方と出し方，出血したときの対処が必要です。糸の入れ方はなるべく腱弓の奥をくぐらせるのですが，そのためには針の持ち方が重要です。これはスクラブナースから渡されたものをそのまま使ってはうまくいきません。

　症例に応じて針のどの部分を持てばいいか案分して持ち直す必要があります。まず，2-0バイクリル針の手前 1/2 から 1/3 の部分を持ちます。なるべく持針器の先端近くで，やや角度を付け，完全に持針器と針が直角になるのでなく，やや斜めに持ちます。針をコンプレッセンの上に置き 20°ぐらい傾けた状態で持つのがコツです。持針器は通常の指を入れる部分に指をかけるのではなく，上から掴む感じで持ちます（図 34）。

　斜めに持てば，通常の回転ではうまく針がコントロールできませんので，持針器の軸回転に加えて平行（回旋）移動が必要になります。針を腱弓の下をくぐらせ，なるべく奥まで行くよう針先ははじめは尿道と平行に近い状態から深く中に押し込む形で入れます。そしていったん持ち直して針の尻の部分に持ち替え，カーブに沿って対側の腱弓下まで持ってきます。針は尿道横 2 時ぐらいで結合織内に入り，尿道の真上では筋膜すれすれの浅い部分を通して，再び深く尿道脇 10 時ぐらいに抜く感じになります（図 35）。針を出すところでは決してこじらせないこと（血管を縦に裂くことになる），思ったところにうまく針が出なければ，次の糸かけでうまく針を出すことを心がけて下さい（この場合は糸が組織の中でクロスすることになります）。

　尿道の上面と平行に針を進めると，中心静脈切離の際に糸が視野に出てきてしまい組織から外れたり十分血管を巻き込むことができずに出血が続いたりします（図 36）（このような場合にはとりあえず結紮し，その糸を用いてもう一度針をかけてみて下さい）。

　吊り上げた糸の間を軽く灌流バイポーラ鑷子を用いてバイポーラソフトで凝固したあと，バイポーラカットで切開します。

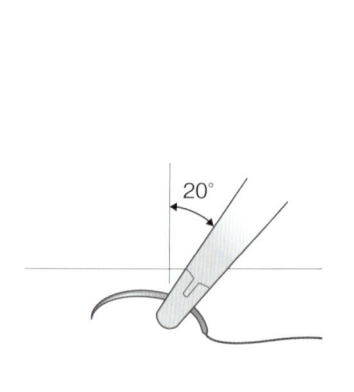

コンプレッセンの上で針先を整えて持つ

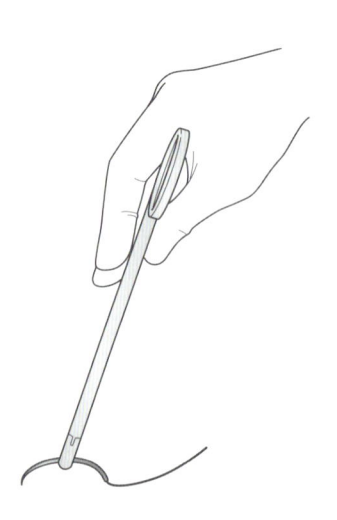

指穴に指をかけずに持針器の前後を親指と示指，中指ではさむように支持する

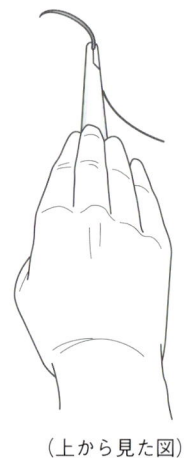

（上から見た図）
手掌でつかむ感じ

図 34　持針器による針の持ち方（中心静脈処理時）

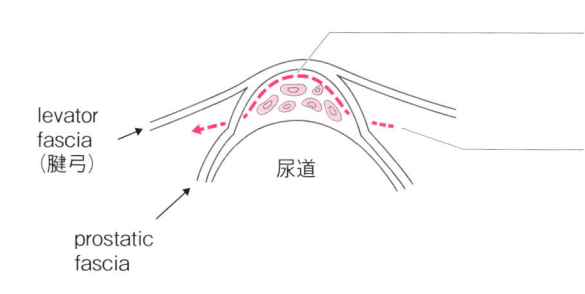

なるべく筋膜直下を通ると血管に当たらず
出血しにくい

levator fascia（腱弓）

prostatic fascia

尿道

針は2時あたりから刺入して10時あたり
から抜く

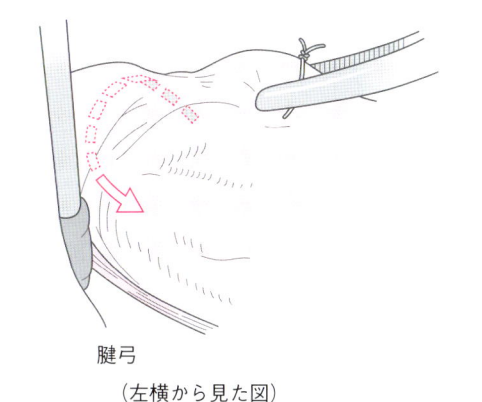

腱弓のひさしの下をくぐらせて，正中では
なるべく筋膜直下を通し対側に抜く．

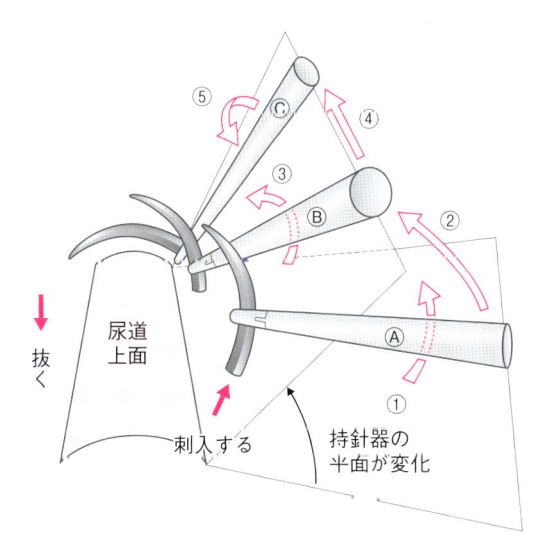

腱弓

（左横から見た図）

① 持針器本体を軸として回転させて針を刺入
② 持針器の平面を移動させる
　（尿道を軸として持針器をⒶ→Ⓑへ移動）
③ **回転させて針を中心静脈の上，筋膜の下を通す**
④ 持針器を同じ平面上で移動させる
　（持針器を立てるように持つ）
　（針の把持部分を支点として持針器をⒷ→Ⓒへ
　移動）
⑤ 回転させて針を対側から抜く

針先の回転と持針器の移動でうまく針の刺入経路
をコントロールする．

尿道上面

抜く

刺入する

持針器の
平面が変化

図35 中心静脈処理時の針のかけ方（遠位の吊り上げ糸）

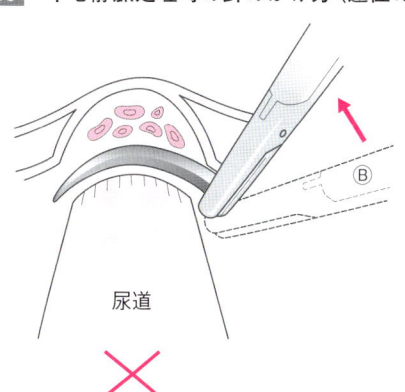

尿道

Ⓑの時点であまり持針器を立てすぎると
糸が静脈の中央から下側を通ることにな
り，中心静脈の切断により，糸が術野に
出てきて糸そのものを切ったり，糸が組
織から外れたりする．

図36 誤まった運針の仕方（中心静脈の下を針が通っている）

切断止血 ⟷ 鈍的剥離

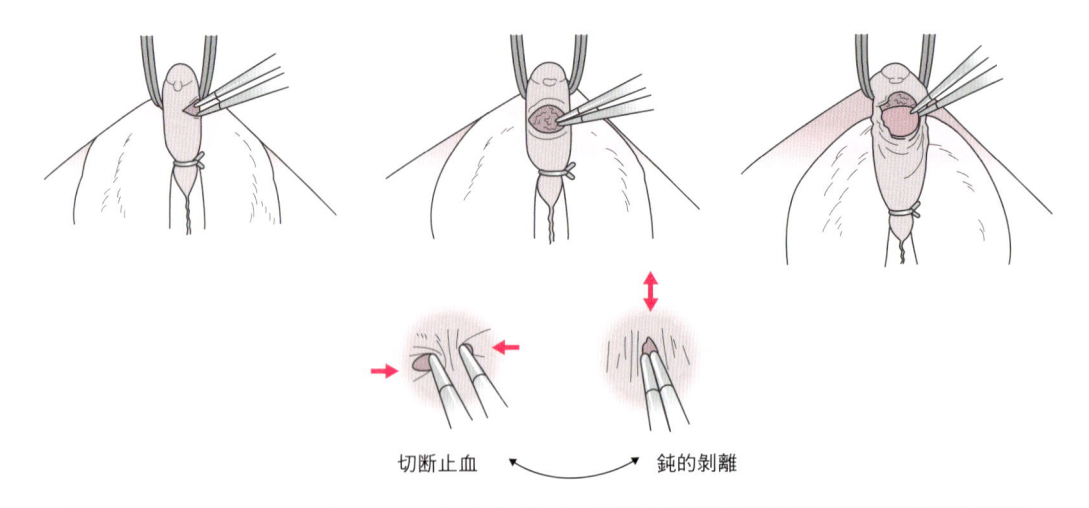

この操作をくり返すことにより，つっぱった組織が離断されて次第に前立腺が手前に引き出されてくる．
図37 中心静脈の切断

ココが境界ということが
わかる

押す　　引く

支持している前立腺のケリー鉗子を前後に動かすと柔らかい尿道と硬い前立腺尖部との間で屈曲運動をするので尖部の境界が確認できる．

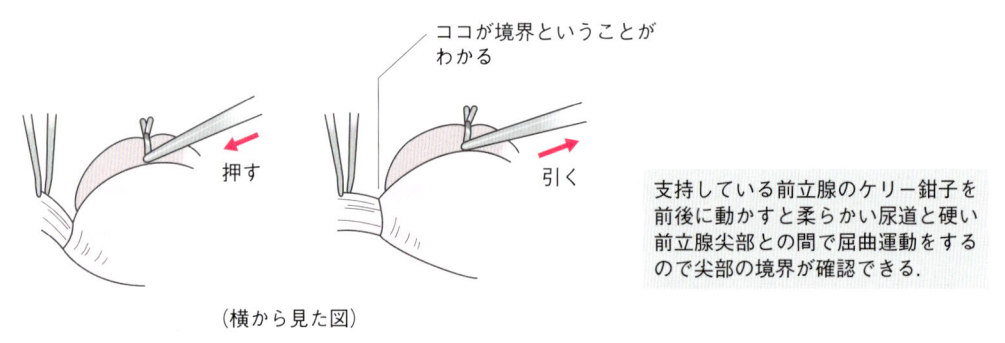

（横から見た図）
図38 尿道前立腺境界の確認の仕方

　尖部を灌流バイポーラ鑷子で切開するのですが，切開するにつれ，前立腺を固定している線維性の結合織が切れ，前立腺を手前に牽引している鉗子がスーッと抵抗がなくなって，前立腺が手前に出てきて，尿道の赤紫の部分が確認できるようになります．はじめから深く切り込むのではなく，少し切っては鈍的に剥離するという操作を繰り返します．鈍的な剥離はバイポーラ鑷子の先をあわせた状態で尿道と水平方向に上から下へ（尿道の末梢側から前立腺側へ）そぐような感じで行います（図37）．

　この操作で柔らかい尿道と弾力ある前立腺の境界が手に伝わる感触でわかるはずです．境界がわかればその部分を縦断していきます．中には境界がわかりにくい症例がありますが，その場合は左手で固定しているケリー鉗子の先を上下に揺らしてみます．屈曲が起こる部分が尿道と前立腺の境界になりますので，ここを切開します．ですので尿道前立腺尖部の境界は目で見て（尿道が赤黒く，前立腺は乳白色），感触で確かめ（尿道は柔らかく，前立腺尖部は硬く弾力がある），左手で動きを確かめて（上下に揺らすと境界で屈曲する：図38），確実に切開部位を決めながら切離することが重要です．

　側方には中心静脈の結紮の時に，集簇できなかった静脈が残っていることがありますので，左右に尿道辺縁を巻き縫いすることで止めます．これに使う糸ですが，当院では2本の3-0バイクリル（SH-1，針径22mm，糸長70cm）をそれぞれ50cmの長さで結紮して両端針として

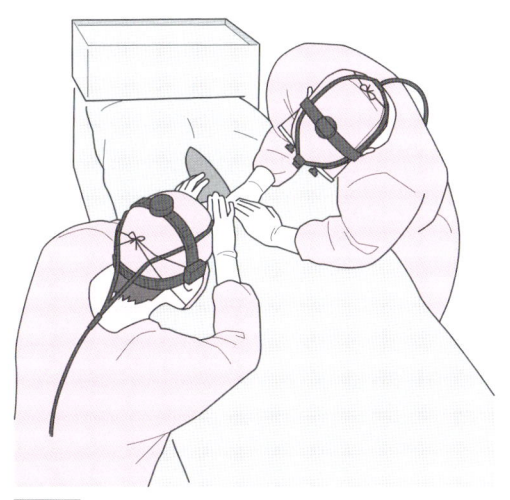

図39 視野と術者の位置との関係
左側に立つと奥まで十分のぞき込めるが、右側に立つとのぞき込むことに限界がある.

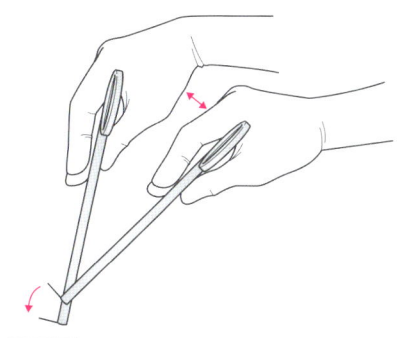

図40 持針器の持ち方と手首の使い方
手前におじぎさせてやれば針を逆手に持っても針先が水平面と平行になり組織にうまく糸をかけることができる.

使っています。またこの糸を翻転させ、左右であわせて結紮します（図33）。この糸は肛門挙筋に尿道を固定する意味があり、尿禁制に役立つと考えています。縫い方にちょっとしたテクニックが要りますのでp46「コラム6」で詳述します。

　中心静脈の血管をすくう糸ですが、多くの先生は患者の左側に立ち、患者の恥骨側から（下方から）持針器を順手で持ち、のぞき込むようにかけているのではないかと思います。この方法の欠点は、糸をかける角度の自由度が制限されることです。前立腺の形状、恥骨の張り出しは個人差が大きいのでどの様な症例でも適切に糸をかけるようにするには、患者の頭側から骨盤底をのぞき込むように糸をかけた方が視野の自由度が高くなり、症例の個体差に応じた糸かけが可能になります。とくに、ピールを行って腱弓が残った状態で前立腺尖部に糸を回すためには、腱弓の下側に深く糸を送り込む必要があります。右尾側からのぞき込むような体位では十分な視野を確保することができません（図39）。

　これには患者の左側に立ち、逆手で持針器に針を持ち、糸を回すことが大切です。通常の持針器の持ち方ではそれができませんので、持針器の輪の部分をつまむように持つ必要があります。通常の糸かけでは手首のひねり（回転）を用いますが、ここでは回転とともに手首を軽くお辞儀（前屈）させることがコツです（図40）。

　糸の送り込みは通常、針の弯曲に沿って回転させながら進めるのが原則ですが、ここでは平行移動と組み合わせる必要があります。

　通常ここまでで出血の大半が起こります。ここまでの出血量が50mL以内でしたら、まずまずの出来です。

尿禁制はどうやって得られるか？

　前立腺全摘術において尿禁制は，制癌に次いで重要な要素です。術後のQOLを損なう大きな因子にもかかわらず，術直後から確実に尿失禁を防ぐという方法はいまだ確立されていません。今までいくつかの方法，テクニックが報告されていますが，逆に言えば，確実な方法がないことの裏返しとも言えます。

　尿禁制を得るためにはいくつかの要素が関与しており，どれかが欠けることで失禁を起こすと考えられます。①尿道支持構造，②括約筋・骨盤底筋機能，③神経血管束，④膀胱機能が関与すると考えられ，漏れる際の状況（間に合わずに漏れる，夜中に知らぬ間に漏れる，体動時に漏れる，くしゃみで漏れる，放屁時に漏れる）によっても関与する要素が違うものと思われます。

　また，尿禁制の成績もどの状態が尿禁制を得たものとするのかによって変わるので，単純な比較がなかなかできません。現在，報告されている成績の大部分は，6-12カ月で9割以上の禁制が得られるものの，100％ではないこと，また1カ月，3カ月の時点では以前に比べかなり改善がみられるものの，カテーテル抜去の時点から尿禁制を得ることは現時点においてもなかなか難しいということです。

　Intrafascialに前立腺側方を剥離する方法（Veil technique）では，尿道の側方の筋膜まで残るはずなので，尿道周囲の筋膜支持構造も残っているはずです。にもかかわらず，カテーテル抜去直後の禁制率が50％を切るのは，尿道を軸方向に長く剥離することによる支持構造からの剥離（尿道を長く残すといいながら，尿道を周囲から剥離して長く見せているだけのように思われます），腹腔鏡やロボット補助手術では出血を結紮でなく，焼灼で止血することが多いため，凝固による尿道および尿道に巻き付く括約筋そのものの熱変性が関係するのではないかと思います。

　当院のやり方で尿禁制率が高いのは，尿道の剥離を最小限にすること，筋膜支持構造を残すこと，凝固の後は極力冷水で局所を灌流し熱変性を最小限に抑えること，尿道周囲組織を巻き

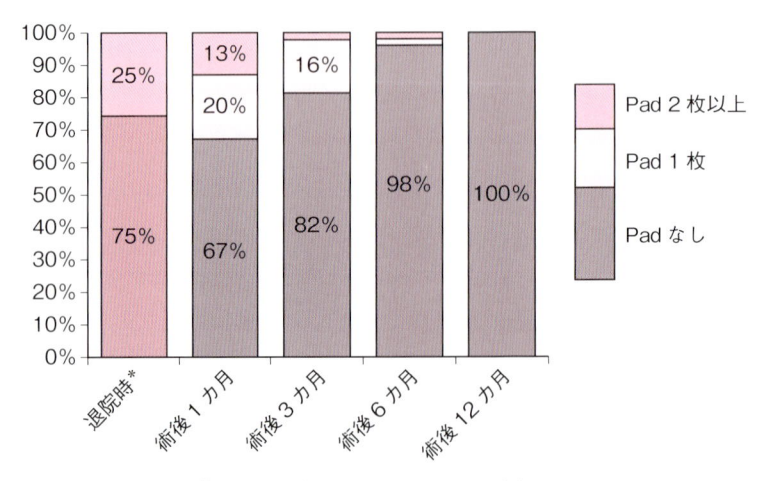

＊退院時尿禁制は24時間パッドテスト＝5g以下

図41　術後尿禁制の推移（灌流法 peel 症例　n=55）

表2 術後急性期尿禁制比較

報告者	年	n	術式	尿禁制率（POD）
野口ら	2003	40	開腹	83%（3日）
Moinzadeh et al	2003	220	開腹	63.5%（1日）
荒井ら	2005	90	開腹	82%（5日）
山中ら	2007	29	開腹	55.2%（2日）
杉村ら	2007	28	開腹	82%（7日）
Rocco et al	2006	161	開腹	72%（3日）
Menon et al	2007	1142	ロボット	25%（1日）
Takenaka et al	2007	19	ロボット	52.6%（7日）
Mattei et al	2007	100	ロボット	80%（7日）
Tewari et al	2008	182	ロボット	38%（7日）
Ozu et al	2009	32	開腹	90.3%（3日）
当院	2010	55	開腹	75%（3日）

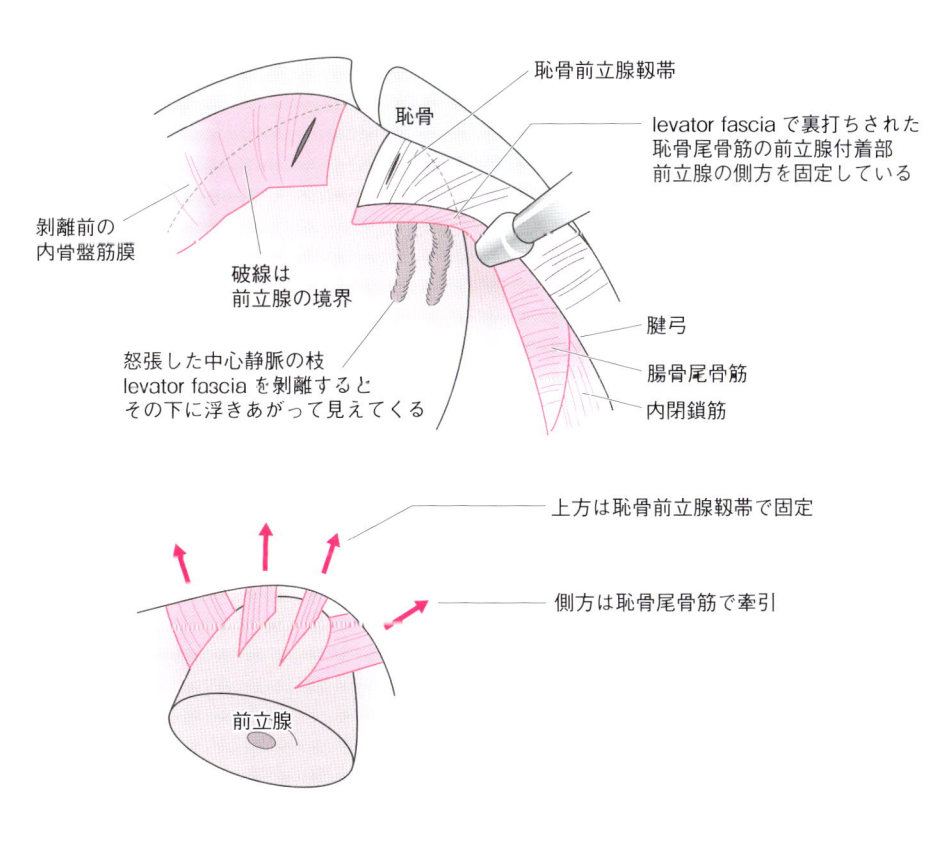

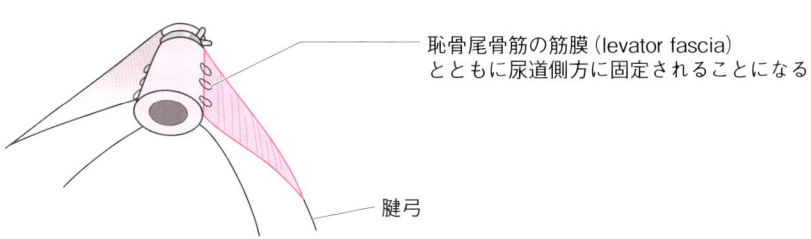

図42 前立腺の支持構造と尿禁制獲得のための再構築

表3 Active continence（AC）と passive continence（PC）

AC の因子：	括約筋機能早期回復強化のため 早期骨盤底筋訓練，電気刺激法 NVB 温存，局所冷却
PC の因子：	尿道支持構造再構築，尿道抵抗増加 膀胱頸部温存，重積，Plication stitch，尿道吊り上げ，筋膜保存（Peel tech.），EAUS，前壁補強，後壁補強（Rocco stitch）

縫いし，尿道を肛門挙筋筋膜に直接固定していることが寄与していると考えています。

　近年，前立腺周囲の微細な構造がわかってきましたが，私たちが考えているのは恥骨尾骨筋が直接前立腺に付着して尿道を支え，尿禁制に最も重要な役割を果たしているのではないかということです。通常，前立腺剝離時には，この筋肉をどうしても切断しなければならないのですが，筋膜ごとこの筋を上にのせた状態で剝離し，巻き縫い時に筋膜と一緒に尿道に縫い合わせることで，あらためて恥骨尾骨筋として尿道を左右から牽引支持することが可能になり，術直後から尿禁制を得られるのでないかと考えています。後壁補強，前壁補強も尿道の安定に寄与すると考えますが，直接尿道を筋膜に固定することが最も効果的に尿禁制に寄与すると思われます。最近の私たちの施設における成績（図41）と，今まで報告されている急性期尿禁制の割合を示します（表2）。

　また参考に，今まで報告されている尿禁制についての報告と，それに寄与していると考えられるテクニックについてまとめます（図42，表3）。

尿道の切断と糸かけ DVD動画❹

　前立腺の尖部から尿道を逆"U"の字に切開します。また切開とともに，尿道断端に吻合用の糸をかけておきます。まず上半分を切開するのですが，中に仕込んだバルンカテーテルに長いケリー鉗子をかけ，左右に動かし，尿道の断面の方向をコントロールしながら尿道端に4-0PDS両端針をかけます。スクラブナースから糸をもらうとき，順手，逆手というように正逆正逆と針を把持した持針器をもらい2時，10時，3時，9時と糸をかけます（図43）。

　次にバルンカテーテルを引き出し切断し，カテーテルの膀胱側先端はコッヘル鉗子ではさんで逆行性に頭側に引き上げ，尿道側断端もコッヘル鉗子ではさんで恥骨の上に持ち上げて固定し，8時，10時とかけます（図44）。尿道は6点縫合でも構いませんが，念のため前立腺摘出後に6時方向もかけています（6時方向の糸のかけ方は後述します）。

　かけた糸は順番がわかるように色違いの鉗子をかませて固定しておきます（図45）。

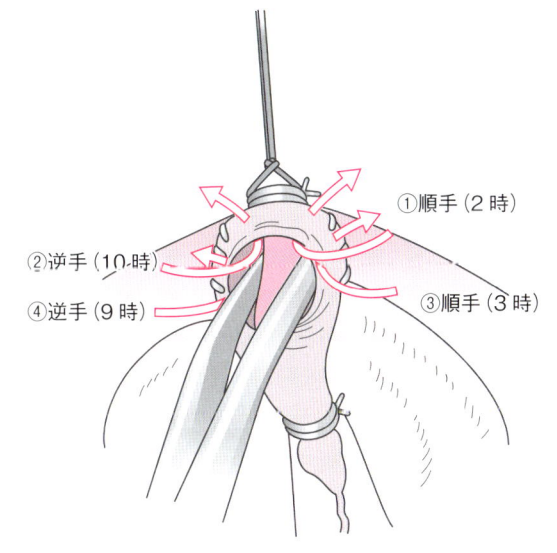

①順手（2時）
②逆手（10時）
③順手（3時）
④逆手（9時）

ケリー鉗子でバルンカテーテルをつかみ尿道断端の方向をコントロールしながら2時，10時，3時，9時の順に断端に糸（4-0PDS両端針）をかけていく．

図43 尿道断端への針のかけ方①

バルンカテーテルの尿道側を引上げた状態で尿道断端の4時，8時に糸をかける．

⑤順手（4時）
⑥逆手（8時）

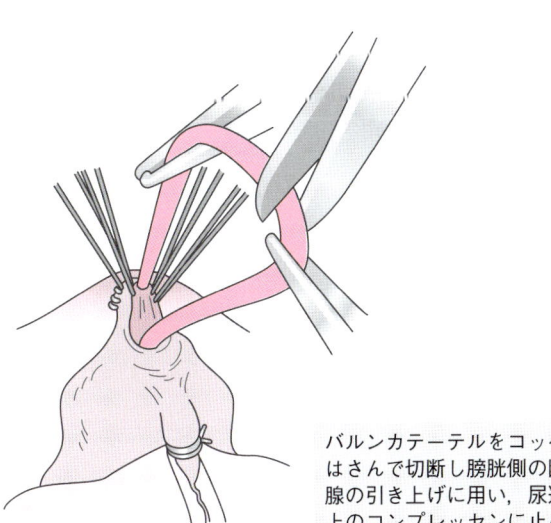

バルンカテーテルをコッヘル鉗子ではさんで切断し膀胱側の断端は前立腺の引き上げに用い，尿道側は恥骨上のコンプレッセンに止めておく．

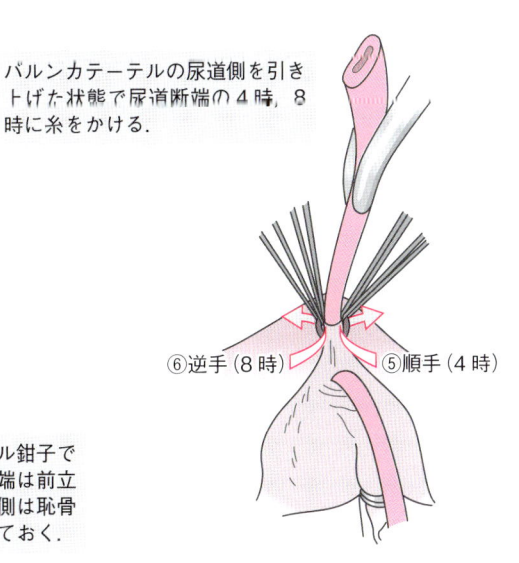

図44 尿道断端への針のかけ方②

尿道周囲からの出血がなかなかおさまらないときは，ある程度前立腺の尖部後面を剝離した後にサージセル® を貼り付けて，その上からガーゼをあてがいハート型の鉤で止めておきます（図46）。

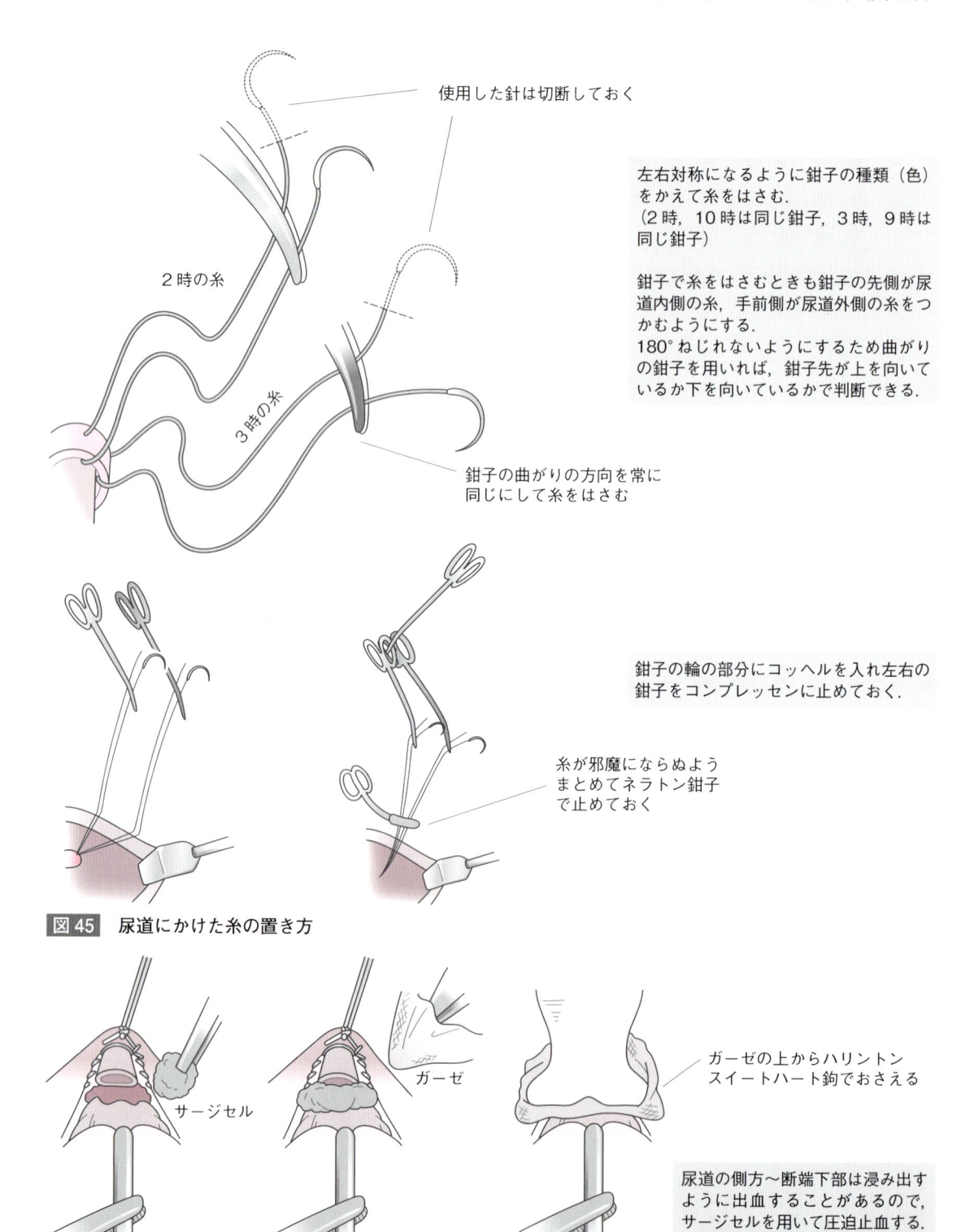

使用した針は切断しておく

2時の糸

3時の糸

左右対称になるように鉗子の種類（色）をかえて糸をはさむ．
（2時，10時は同じ鉗子，3時，9時は同じ鉗子）

鉗子で糸をはさむときも鉗子の先側が尿道内側の糸，手前側が尿道外側の糸をつかむようにする．
180°ねじれないようにするため曲がりの鉗子を用いれば，鉗子先が上を向いているか下を向いているかで判断できる．

鉗子の曲がりの方向を常に同じにして糸をはさむ

鉗子の輪の部分にコッヘルを入れ左右の鉗子をコンプレッセンに止めておく．

糸が邪魔にならぬようまとめてネラトン鉗子で止めておく

図45 尿道にかけた糸の置き方

サージセル

ガーゼ

ガーゼの上からハリントンスイートハート鉤でおさえる

尿道の側方～断端下部は浸み出すように出血することがあるので，サージセルを用いて圧迫止血する．この部分を焼灼しすぎると神経損傷を起こす．

図46 尿道後面の出血の処理

中心静脈からの出血の予防法と出血時の対処法

　　中心静脈の出血をどうやって最小限にとどめるかは，この手術の一番の要所といえます。尿道周囲の構造をそのまま残しながら（なるべく焼かずに），出血を止める（凝固止血する）という二律背反のような操作が要求されます。いくつかのポイントがありますので，順を追って解説します。

側方の十分なピーリング

　　ツッペルを用いて十分尖部方向にピールします。適切な層に入ると，膜の翻転部がうまく前方に引っ張られて動いていくことがわかります。また前立腺表面の静脈が直接見えますので（膜が表面を覆っていない），この静脈を灌流バイポーラ鑷子でつぶします。

前立腺表面の脂肪の除去と浅中心静脈の処理

　　ここでしっかりと脂肪を取っておくことは，前立腺の形を明らかにするために重要です。浅中心静脈は不用意に切断すると大出血します。とくに引きちぎって断端が奥に引っ込めば深く糸をかける以外に出血が止まらなくなりますので，注意が必要です。バイクランプで脂肪ごと焼灼するのも良い方法です。また，筋膜下に血管が見えますので，これをしっかりと予防的に焼いて止めておきます。

側面に広がる中心静脈処理

　　アリス鉗子で可及的に側方までJAWをかけて中央に集簇させ，近位を結紮後，小さいケリー鉗子で前立腺の形がわかるようにしっかりとまとめあげます。腱弓から恥骨前立腺靱帯を剥離した際の多少の出血は，このケリー鉗子をかけることで圧迫止血ができます。これにより次にかける糸の刺入点，刺出点がわかります。

尖部の吊り上げ用の糸かけ

　　これが一番のキモになります。前項にも書いてありますが，もう一度書きます。刺入点はなるべく腱弓の奥，尿道の2時方向あたりになります。これをそのまま水平に刺入すれば，尿道前面ぎりぎりとなり，次の灌流バイポーラ鑷子の切開時に糸が切開面へ出てきたり，出てきた糸と組織を一緒に切断してしまう可能性があります。コツはいったん刺入点から入れた糸を水平に上に動かし，なるべく12時方向の表面の筋膜すれすれに持って行くことです。針を抜く地点は腱弓の裏面，10時方向に抜きますが，思ったところに針を出す技術が要求されます。ここで出血すると針の出てくる地点が見えません。うまく吸引嘴管を使い出血を吸引すること，ツッペルを上手に使い補助すれば出血の中でもうまく針を抜くことができます。

糸の吊り上げ

　　糸を適切に吊り上げることで静脈の断端を圧迫して出血を予防することができます。またここで糸を結ばないのは，前立腺尖部に切り込まないようにするためです。尖部の切開で出血があると，どうしても手前で剥離しようとして前立腺に切り込んでしまいがちです（図47）。出

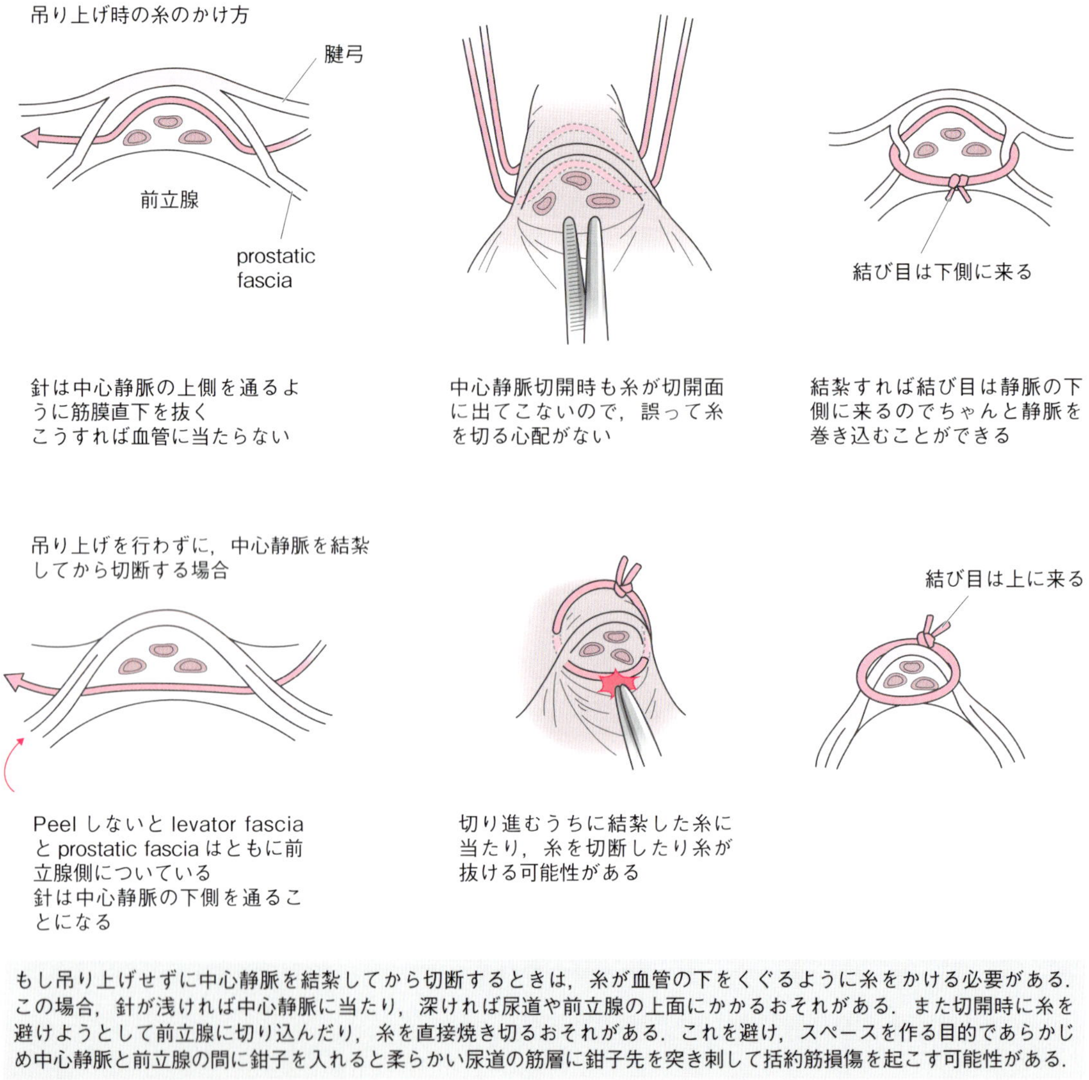

吊り上げ時の糸のかけ方

腱弓

前立腺

prostatic fascia

針は中心静脈の上側を通るように筋膜直下を抜くこうすれば血管に当たらない

中心静脈切開時も糸が切開面に出てこないので，誤って糸を切る心配がない

結び目は下側に来る

結紮すれば結び目は静脈の下側に来るのでちゃんと静脈を巻き込むことができる

吊り上げを行わずに，中心静脈を結紮してから切断する場合

Peel しないと levator fascia と prostatic fascia はともに前立腺側についている
針は中心静脈の下側を通ることになる

切り進むうちに結紮した糸に当たり，糸を切断したり糸が抜ける可能性がある

結び目は上に来る

もし吊り上げせずに中心静脈を結紮してから切断するときは，糸が血管の下をくぐるように糸をかける必要がある．この場合，針が浅ければ中心静脈に当たり，深ければ尿道や前立腺の上面にかかるおそれがある．また切開時に糸を避けようとして前立腺に切り込んだり，糸を直接焼き切るおそれがある．これを避け，スペースを作る目的であらかじめ中心静脈と前立腺の間に鉗子を入れると柔らかい尿道の筋層に鉗子先を突き刺して括約筋損傷を起こす可能性がある．

図 47 中心静脈処理時の糸の回し方

血をさせないためにも糸を吊り上げる必要があります．糸は二回かけて両端のみでなく途中の糸も把持して吊り上げます．

中心静脈切断

　　出血することがわかっていても，避けては通れないステップです．ここでは灌流バイポーラ鑷子が威力を発揮します．少しずつ焼灼止血しながら切開を繰り返します．

　　助手は，吸引で切開する面をきれいに出します．また出血があればその根本を圧迫するようにして出血を一時的に止めます（最近は，はじめから左右の吊り上げた糸の間をツッペルで押しつけるように圧迫し，切断する血管の遠位側を押しつぶして血流を止めるようにしています（図 48））．術者は単に灌流バイポーラ鑷子の先端を用い，切開するだけでなく組織をそぐように圧迫し，それを跳ね返す弾力を見ながら尿道に行き着くまで進めます．尿道に到達すれば紫色の尿道が見え，弾力で尿道であることがわかります．

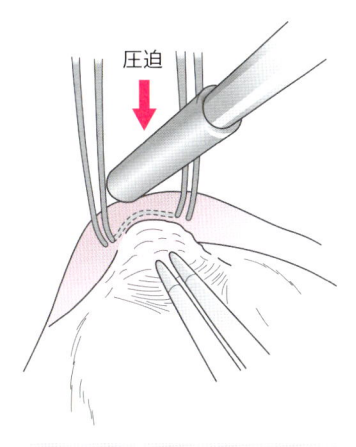

吊り上げた糸の間をツッペルでおさえてやれば血管が切断されても出血しない．	結紮してもまだ出血が続くときは出血点を確認して結紮に用いた針糸を用いて出血点の左・右を巻き直して再結紮する．
図 48 ツッペルによる圧迫止血	**図 49** 出血が続く場合の対処

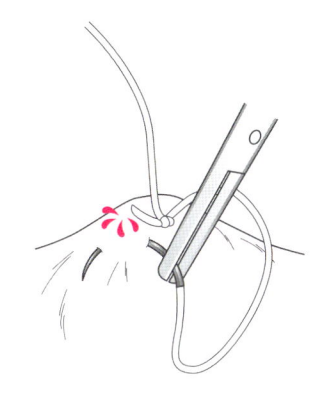

　どうしても止まらない出血があれば，吊り上げている糸を締めます。糸を締めればほとんどの場合，出血は止まります。完全に止まらない場合はその糸を使ってもう一度その奥に針を回して結紮します（図 49）。距離的にまだ尿道まで到達していなければ，かけた糸のさらに奥でもう一度，別の糸を用いて糸をかけて吊り上げ，同様の操作を行います。この間，出血で針の刺入点，刺出点が見えなければツッペルで出血部位を押さえ，また吸引で血液が溜まってくるのを防ぎながら行います。左手の前立腺の牽引を緩めると出血が止まることもあります。出血しているときは，出血が止まるように左手で前立腺の牽引の方向を変えてみることも一つの方法です。付属の DVD に中心静脈処理時の出血に対処する動画がありますので参考にして下さい。 DVD動画❽

コラム4　糸かけ練習器　DVD 動画⓫

　尿道の断端への糸かけや中心静脈の吊り上げの糸かけ，尿道側方の巻き縫いは，角度的に非常に難しいことがあり，場数をこなすことが必要です．当院では，若い先生にこの部分を行ってもらうため，ペットボトルで簡易練習器を作り，どの様に針を持ってどの角度からどの様にかければよいのかをあらかじめ練習してもらっています．

　①用意するのは1.8Lの箱形のペットボトルで，幅広の方の側面に直径6-7cmの穴を開けます（はさみを使えば難なくできます）．

　②次にペットボトルキャップの中央に穴を開け，バルンカテーテルを入れます．バルンカテーテルの根本側のみ必要なので，根本から10cm残して切断した後のバルン側先端は不要です．バルンをキャップの外側から内側に通します．

　③通したバルンの周囲に幅1cmほどにした弾性テープをキャップぎりぎりに巻き付けます．ある程度の厚みができるように数回巻き付けます（動画では切り離したチューブ接続部を用いています）．

　④キャップをペットボトルに嵌めれば練習器は完成です（図）．

　キャップの内側からバルンカテーテルの2cmほどの部分を曲がりの鉗子（ペアンでもコッヘルでもケリーでも良い）で把持し，この鉗子を左手でコントロールしながら，バルンカテーテルに巻いた弾性テープの側面に糸をかけていきます．どの方向にかけるには左手でどの方向にバルンカテーテルを傾け，右手でどの様に持針器を持ってどの様に糸をかけるか，糸の方向によって具体的にイメージしてかける練習を行います．

　持針器の持ち方，ひねり方，針の持ち方など，尿道のどの場所にかけるかで微妙に変える必要があり，何度も練習を行って体に覚え込ませる必要があります．

　持針器の持ち方も，基本の持ち方とは全く異なった方が効率よく，うまく糸かけができることがあります．応用編として覚えておくことは，他の手術で深い部分の糸かけの際にも役立つと思います（詳細はp57「コラム7」で述べます）．

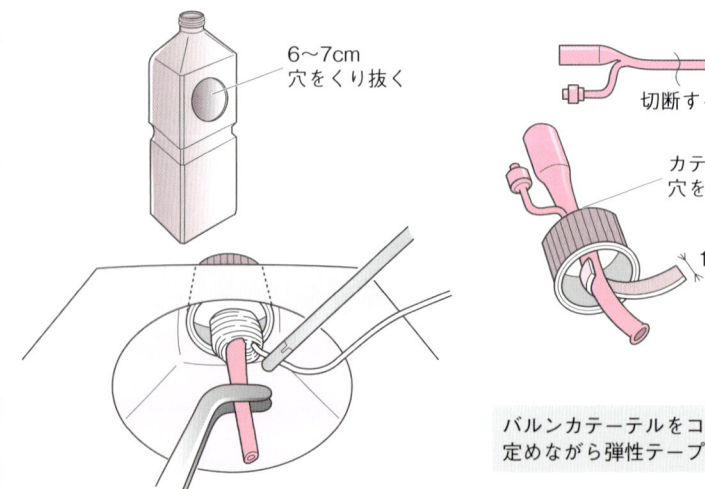

図　運針練習用のペットボトル作製法

バルンカテーテルをコッヘル鉗子で把持し方向を定めながら弾性テープの側面に糸をかける．

コラム5　かけた糸の置き場について

　当院では尿道吻合のための糸を尿道切断時に6点尿道にかけ，さらに前立腺摘出後に6時方向にかけています。当初は6点縫合でしたが，カテーテル抜去直前の尿道造影時に6時方向の吻合部のリークが多いため，6時方向にも追加で1針をかけるようにしています。こうしてかけた6本の糸をねじれず，順番を間違わずに膀胱側へかけるには，それぞれの糸を区別して保存する必要があります。鉗子に番号のついたテープを貼ったり，カラークリップを用いたりいろいろな工夫があると思いますが，当院での工夫を紹介します。

　左右それぞれの糸が絡まないよう，挟む鉗子を3種類（小ケリー鉗子，黒モスキート鉗子，白モスキート鉗子）2本ずつ用意しておきます。尿道の上から順に2時，10時で白モスキート鉗子を用い，先の曲がりも下向きになるよう挟んでいきます。挟んだ糸は手前をネラトン鉗子で束ねる様にし，鉗子は下に引いたコンプレッセンにコッヘル鉗子で留めていきます。これを3時，9時は黒モスキート鉗子，4時，8時は小ケリー鉗子で留めていき，外側から前の鉗子の下にくるようコッヘル鉗子で指を通す部分を留めていきます。

　6本の糸をかけ終え鉗子で留めた後は，次に膀胱側にかけるまでコンプレッセンを上から覆うようにして，術野の邪魔にならぬようにしておきます。糸は3本ずつ別々にネラトン鉗子で挟んで，たるみができないように緊張をかけておきます。これは糸を尿道縁にかけている最中も軽く引っ張っておくことが重要で，こうすることにより緩んだ糸と糸の間に次の糸が入り込むことがなくなります。糸を把持する鉗子も先が曲がっているものを用い，必ず鉗子先が下を向くように糸を把持すれば，途中で180°糸がねじれても鉗子先の方向でねじれを確認することができます（図）。

　次に，膀胱側にかける際は，まず糸にねじれや他の糸との絡まり，カテーテルとの絡まりの有無を確認する必要があります。それには，糸の断端を左右の手で持った後，上下に動かしてやります。動かすのに抵抗があれば，尿道内のカテーテルを誤って糸が貫通している可能性があります。また，一方の糸を上に動かす際に他方の糸が吸い寄せられるように動けば，180°ねじれている可能性があります。

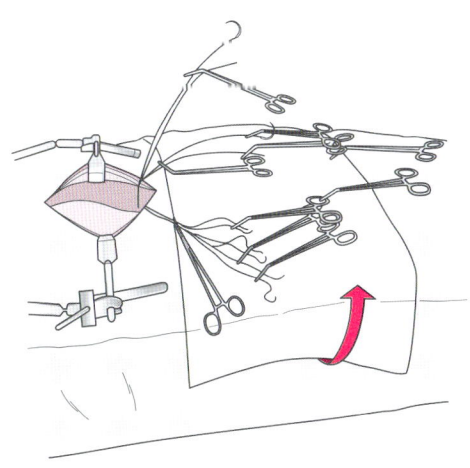

左右の鉗子を順番にそれぞれコンプレッセンに止めておく．
最後にコンプレッセンを鉗子の上にたたんでおく．（図44参照のこと）

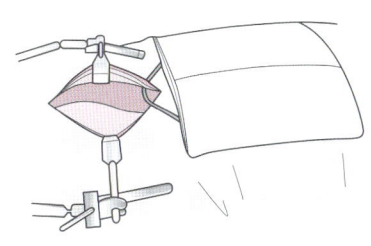

図　糸を把持した鉗子のまとめ方

コラム 6 　尿道側方の巻き縫いについて　DVD 動画 ❸

尿道側方の巻き縫いは，詳しく書いてある本があまりないと思います。

Walshらの手術手技の本では，中心静脈の処理で尿道の断端の上半分を尿道の軸と水平方向に糸を回していますが，実際に出血して視野が悪いときにこれを止血目的で行うことは不可能

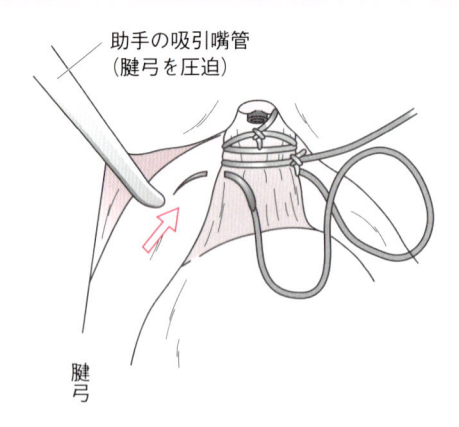

助手の吸引嘴管
（腱弓を圧迫）

腱弓

助手は出血を吸引するのと同時に針先が出やすくなるよう刺出部近くの筋膜を押してやる．また腱弓の"ひさし"が視野の邪魔になるので腱弓の裏側が見えるように支えてやる．

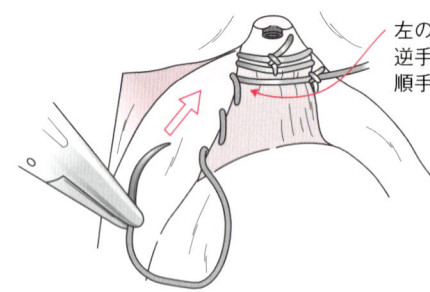

左の場合，巻き縫いは逆手で行い返すときは順手で行う

糸の持ち方はコラム7参照のこと

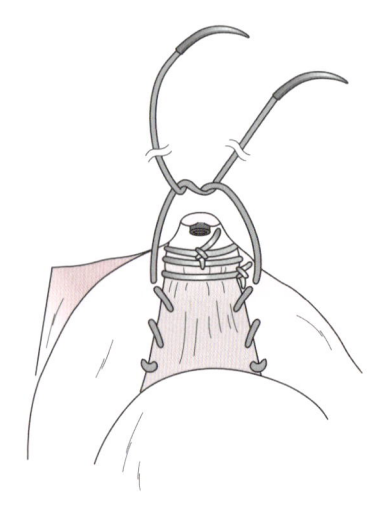

両側行ったら両端を中央で結紮し，針は残して後で膀胱の前壁の補強に用いる．

図

コラム6 つづき

に近いと思われます。尿道前面の太い静脈をこのやり方で処理することは難しいのですが，なかには，尿道の側方からNVBに流れ込むような太い静脈に出くわすことも往々にしてあります。この部分を，灌流バイポーラ鑷子にしろモノポーラのソフト凝固にしろ，焼灼で出血を止めるにはかなり熱を加える必要があり，尿道や神経への影響を無視することができません。この部分は12時方向から尿道周囲を巻き込むように糸をかけ，血管断端を処理する必要があります。

この手術で一番深い部分に当たり，また尿道と肛門挙筋（恥骨直腸筋）で挟まれた空間はぎりぎり糸を回すことができる狭い空間ですので，ここは運針のテクニックが必要です。助手も術者が糸をかけやすいようスペースを作ってやる必要があるところです。

当院でのやり方は，50 cmほどに切った針付き3-0バイクリル2本を結んで両端針を作り，まず中心静脈を絞るようにして尿道の12時方向に2回，回します。この時使う針の大きさはSH1のため吊り上げに使った2-OCT1のようには広くかけられません。そのため，中心静脈の入った組織の幅が広く1回の運針で届かない場合には，まず2回に分けて12時方向に糸を回し，この糸を牽引して組織を絞り込んで2回目の糸を回します。一方の針糸は左側方を巻き縫いし，もう一方の針糸で右側方を巻き縫いします。左側については，まず筋膜の断端に対し尿道とほぼ並行に針を入れ，針先を中心に回転させるような運動と上下の平行移動を組み合わせることにより，針の曲率半径よりも小さな円を描くように反時計方向に針を動かして抜きます。これを2-3回繰り返して神経血管束近くまで巻き縫いしたら，その糸を折り返して尿道外縁の10時方向まで持っていきます。右についても同様に糸を時計方向に回して尿道周囲の筋膜断端にかけ，巻き縫いをした後，尿道外縁の2時方向に反転させ，ここで左右の糸を結紮します（**図**）。この糸は肛門挙筋に尿道を固定するとともに，左右の糸を結紮することで尿道を上から押しつぶすことになり，尿道を変形させ尿道の固有抵抗を上げると考えています。ですから，糸の反転を行わずに神経血管束近くの糸をそのまま左右で結紮すれば，糸は尿道の断端を横切るか，尿道を強く押しつぶして術後の尿閉の原因になります。また，反転させることで筋膜断端に緊張を与えて，筋膜と尿道に挟まれた血管の断端を押しつぶして止血に働きます。この糸を適切にかけ，結紮することが止血および超急性期の尿禁制に大きな影響を与えていると考えます。

前立腺の翻転，後面剥離 DVD動画❹

　前立腺の尖部下面を切り離すため，まず尿道の下側を切断しますが，この部分は一番直腸損傷を起こしやすい場所なので，しっかりと目で確認し，鑷子の感触で硬さを判断して切断します。癒着がある場合，ここを直角鉗子を入れて剥離しようとするとどうしても柔らかい直腸尿道筋の中で剥離することになるため，出血したり，場合によっては直腸尿道筋を離断してしまいます。もちろん，浸潤が疑われる場合は直腸尿道筋も切断する必要がありますが，無用な切断や剥離を避けるためモノポーラ鑷子により，少しずつ，つまみながら切開する必要があります。

　つまみ切開で層が確認できれば，その層を鈍的に広げて直腸尿道筋の上で剥離を進めます。ここからはウージングのような出血があり，流れた血液はちょうど剥離をする床の部分に溜まってきますので，結構な視野の妨げになります。こまめに吸引を行うと同時に，出血点をワンポイントで見定め焼灼していきます。ガーゼをあてがい少しずつずらしながら出血点をワンポイントで同定することが重要です（図50）。

　また，ウージングのような出血に関しては灌流バイポーラ鑷子を用いて止血しますが，容易に止まらぬ場合は，サージセル®をおいて圧迫し様子を見ることで，過度な凝固焼灼を避けます（図46）。ここの剥離は中央から左右に層を広げるように剥離し，NVB（神経血管束）を残す場合，前立腺に直接入る血管をこまめに焼きながら，前立腺の形に合わせて回り込むように剥離していきます。前立腺の裏面と直腸前面との境を基本的に鈍的に剥離するのですが，側方のNVBや，時に前立腺裏から入る血管がありますので，引きちぎって出血させないようにモノポーラ鑷子でつまんで止血切断しながら剥離します。ここは骨盤が深すぎて手で前立腺裏を押さえられないことがありますが，このような時，ツッペルを用いて押さえるのがコツです（図51）。

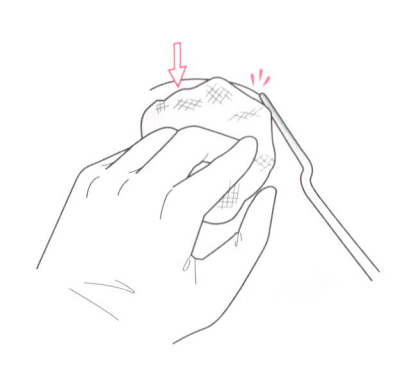

出血部位の上にガーゼをあてがい少しずつずらしながら出血点を同定し確認する．
焼灼しても止まらない場合は拘泥せずサージセルを置いて圧迫しておく（図46参照）．

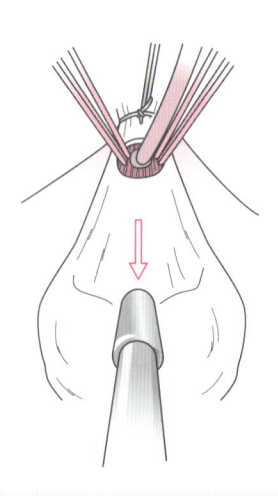

図50 尿道後面の止血の仕方

ツッペル先がちょうど前立腺と直腸前面の剥離ラインにくるように置くと剥離しやすくなる．
過度にひっぱるとNVBを裂いて出血させるおそれがあるので注意する．

図51 前立腺後面の剥離

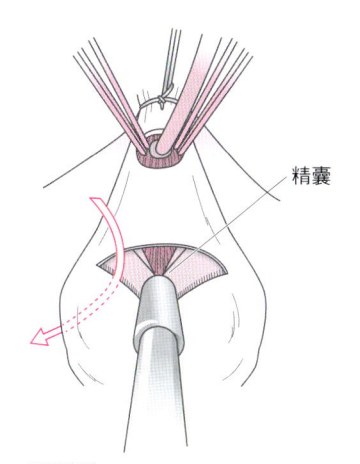

1枚膜を破って精嚢表面の層に入ったあと，精嚢外側の前立腺脚に直角鉗子を通してバイクランプでシーリングし切断する．

図52 前立腺脚の処理

　ある程度剥離を進めると前立腺と精嚢の間で直腸側に膜が癒合する部分（デノビアの癒合筋膜）がありますので，いったんこの膜を切開して精嚢の後面に入ります。この部分は膀胱全摘の場合は，切開せずに膜ごと膀胱側に付けて剥離することができます。ここで前立腺全摘の場合は，前立腺動静脈の入った前立腺脚を切断します（図52）。直角鉗子ですくった後，バイクランプでシーリングして切断します。1回の操作では切断する部分の距離が長い場合がありますので，2-3回に分けて切断することもあります。

精嚢剥離と精管切断 DVD 動画❺

　精嚢の輪郭が見えるように精嚢に直角鉗子をかけて剥離します．この際，尿管損傷を避けるため，精嚢を外側から内側に回転させながら引き上げるように持ち（図53），つっぱる結合織を切断していきます．精嚢に入る細かい血管がありますので，これらを引きちぎらないようにし凝固しながら切開切断を繰り返します．精嚢全体が持ち上がるようになったら，その下中央寄りに精管が出てきますので，直角鉗子でその下側を剥離し精管を確保して結紮切断します．この部分はバイクランプによるシーリングのみの切断でも良いかもしれません．

　精嚢剥離の際にやってはいけないのは，精嚢の先を追いかけて掘り起こしていき，尿管を傷つけることです．精嚢は膀胱との間を剥離すれば自然と上に引き上げられて出てきます．精嚢を直角鉗子で持って，膀胱との間を剥離するよう内向きに回転させながら周囲組織と血管を剥離するのがコツです．

精嚢先を直角鉗子で把持し引き出しながら内方へ回転させる．つっぱった組織はモノポーラ又はバイポーラ鑷子を用いて切断していく．

精嚢を引き上げるとその下に精管が出てくるので直角鉗子で拾ったのち，バイクランプでシーリングして切断する．

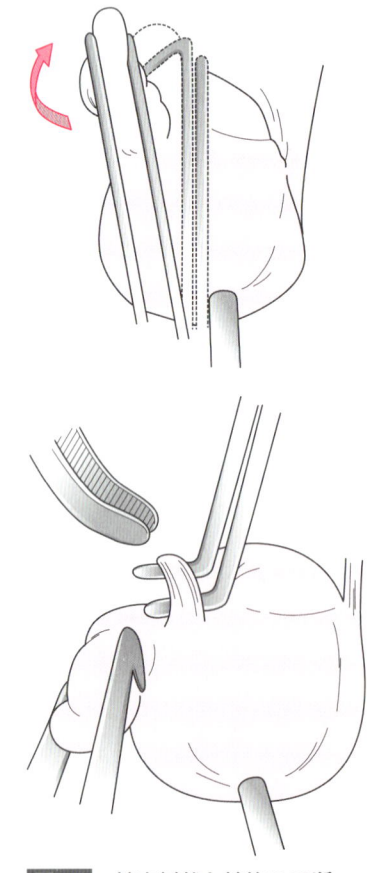

図53　精嚢剥離と精管の切断

膀胱，前立腺境界の切断・前立腺離断 DVD動画❺

　精囊精管を直角鉗子で引き上げると前立腺と膀胱の境界がはっきりしてきます（図54）。これは膀胱前立腺の前面の境界ではわかりにくいところですが，後面ではある程度はっきりと視認できますので，鈍的に剝離することが可能です。剝離時の出血は，灌流バイポーラ鑷子を用いて止めていきます。中央から左右へ回り込むように剝離していきます。

　側方3時，9時あたりまで剝離できたら，膀胱を牽引していたバルンカテーテルを抜きます。カテーテルはコッヘルで挟鉗しているため，これを離しただけでは，バルンから水は抜けませんので，カテーテルのバルン水注入部分に切開を入れて水を逃がしてやる必要があります。カテーテルを抜いた状態で，ペンシル型電気メスを用い，膀胱前立腺境界の尿道の粘膜部分を切開します。このとき，膀胱に貯まった尿が出てきますので，出血に混じらぬよう吸引します（図55）。

　後は，膀胱の形に合わせて膀胱の前面部分から前立腺を外していきます。境界を切開していくのではなく，膀胱の形に合わせて蒸散させ，ならしていく感じで外すのがコツです（図56）。場合によっては，前立腺と膀胱の間を指で押しつぶすように鈍的に剝離することも可能です。

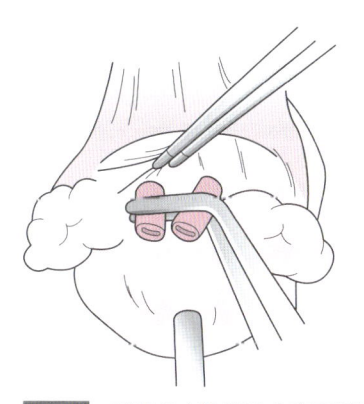

図54　膀胱前立腺境界の後面切離

両側の精管を切断し，直角鉗子ではさみ引き上げると膀胱と前立腺の間に緊張がかかってラインがわかりやすくなる．このラインに沿って鈍的に剝離していく．

図55　内尿道口の切断

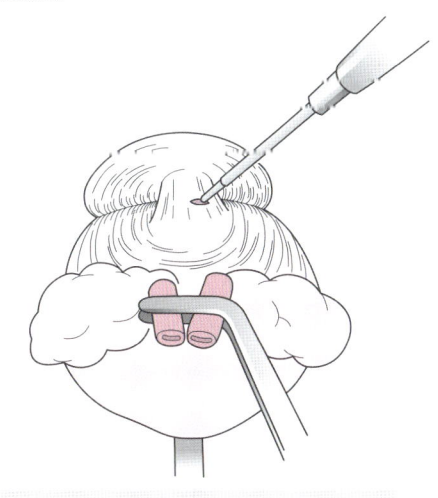

バルンカテーテルを抜いたのち，尿道のカーブに沿って尿道を切開する．ここで尿が出てくるので吸引の出血量と混じらぬように分けて測定する．

図56　膀胱前立腺境界の前面切離

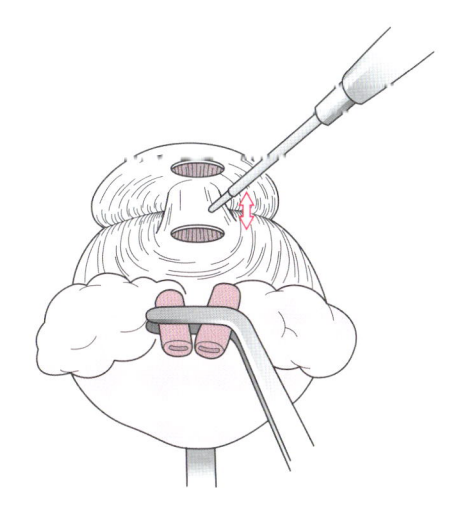

ペンシル型電気メスのカットモードを用い細かく縦方向に振り，組織を蒸散させながらラインを作っていく．

止血の確認

　前立腺を外した後，出血を確認します。出血の確認は，まずガーゼで圧迫しながら少しずつ外していき，出血部位をつまみ止血します。灌流バイポーラ鑷子が有効ですが，それでも止まらない場合は，z縫合をかけて止めることもあります。明らかな出血点がなくなったら，洗浄水を入れ，さらに止血を確認します。

止血確認の仕方

　出血のコントロールの基本は出血部位をガーゼで押さえることです。少しずつガーゼを外しながら，ポイントとして出血点を確認し，それが細かい血管の断端ならばそのままつまんで止血，ウージング，組織奥からの出血なら灌流バイポーラ鑷子で毛細管現象を利用して止血，血管の抜けた孔があれば近くをアリス鉗子やモスキート鉗子でつまんで，とりあえず流れ出す血を止め，凝固可能か糸をかけるべきか判断します。1mm以下の小さい孔ならば灌流バイポーラ鑷子で焼いて（というか煮る感じで血管壁を収縮させて）止めることが可能です。

　最後は水を張って，出血を確認します。はじめから創面一杯まで水を張るのではなく，底から約1/3ぐらいまで水を張って，水面中央に吸引嘴管を立て，水面から水をゆっくり吸引します。出血部位が水面と同じレベルになると，そこから一筋の糸のように血液が流れて吸引されますので出血部位の同定が可能です（図57）。これを2-3回繰り返し，出血のないことを確認します。

　術中はとくに出血させた覚えがないのに，ふと見ると術野の深いところに血液が溜まっている。それもリンパ液ではなく，少し凝血も混じっているような場合，出血させた覚えがないのでこのまま放置するか，もう一度出血部位をチェックするか，また，そのような出血がどこまで許されるのか，悩むことがあります。

　出血点を探そうにも，結局わからない場合もあります。洗浄後もしばらくして血液が溜まってくるような場合，まず術野の創縁に近いところからガーゼを少しずつ下にずらしていき，もし出血が認められれば，焼いていきます。脂肪や筋肉の奥からの出血や，骨表面の細い血管からの出血は止血しにくいものですが，灌流バイポーラ鑷子を用いれば毛細管現象で組織の奥に入っていき，簡単に止血することができます。術野が大きい場合も，いくつかのブロックに区分けして（側壁，前壁，後壁など）それぞれ同様な操作を行えば，見逃しやすい意外なところからの出血も確認することができます。

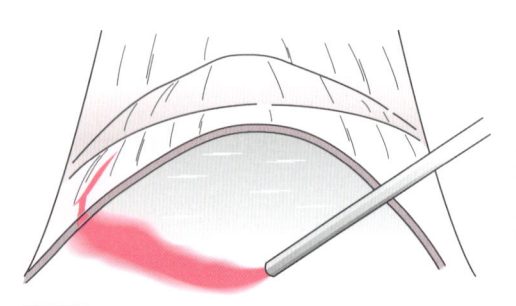

洗浄の水を骨盤内に張り水面を吸引管で吸引していくと，出血があればそこから出た血液が糸状に吸引管に引き寄せられるので，出血点を特定することができる．

図57　洗浄水を使った出血点の確認法

尿道口形成と尿道吻合 DVD動画❻

　膀胱の断端にできた尿道口の大きさによっては，形成を必要とすることがあります．形成は，小指の頭が入るぐらいにします．12時と6時方向を合わせることで，尿道口を縦につぶしてスリット状にします．糸は3-0バイクリルを用いています．スリット形成を行った場合は尿が膀胱内に溜まっていても外に出てこないぐらいが丁度良いと思います．また，粘膜が落ち込まないように3時と9時で4-0モノクリルを用いて粘膜を筋層にかけますが，粘膜面が尿道端に当たるような過度な外反は吻合を遷延させ，狭窄の原因にもなります（図58）ので，この糸は吻合時3時，9時方向の位置の確認という意味で考えて頂ければいいかと思います．

　尿道の吻合ですが，当院では7点結節縫合としています．すでに6点のかけ方は記載しましたが，のこりの一点は尿道6時にかけています．この糸は切断したバルンカテーテルの尿道側断端に糸をかけ，バルン断端を尿道断端ぎりぎりまで引き抜いてきて位置をコントロールしながらかけます（図59）．

　あとは切断したカテーテルをペニスから引き抜いた後，かわりに18Frのバルンカテーテルをペニスから誘導して膀胱内まで導き，尿道断端にかけてある糸をそれぞれ対応する膀胱側内尿道口にかけていきます．膀胱端への糸かけは膀胱後面の6時にかけた後，右側の4時から始め，3時，2時とかけ，左に移って，8時，9時，10時とかけていきます．最後に前壁補強として，中心静脈処理時に残していた両端針として用いた3-0バイクリルの糸を使って膀胱の尿道口前面にかけ，前壁補強（図60）を行っています．Tewariらは腱弓と膀胱の側面を何針かで縫合して固定していますがそれと同じ意味があると考えています．後壁については，Rocco stitchが有名で，当院でも行っていた時期がありましたが，効果があまり実感できないこと（すでに超急性期の尿禁制が8割に達しているので，あとの2割を克服するには別の要素の問題の方が大きいと思っています），深く糸をかけたことが原因で直腸を損傷し吻合部の直腸瘻を起こした症例があることから，現在では行っていません．

　尿道と膀胱の尿道口にかけた糸は，まず右の後ろから順に糸送り棒を用いて結紮をしていきます．右を結紮するときは術者は右側に立ち（助手が結紮することになります），左側は左に立って結紮します．このとき，少し手術台を結紮する側に回転傾斜させると容易に結紮ができます．

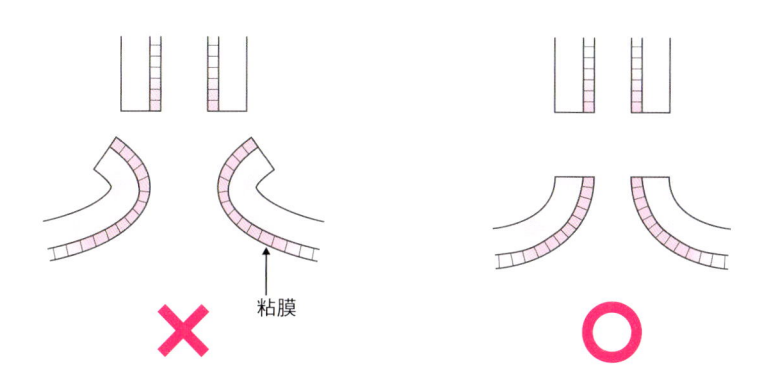

接着面に粘膜がくるとうまく癒合治癒しない．過度な粘膜の翻転は避ける．

図58　尿道膀胱吻合

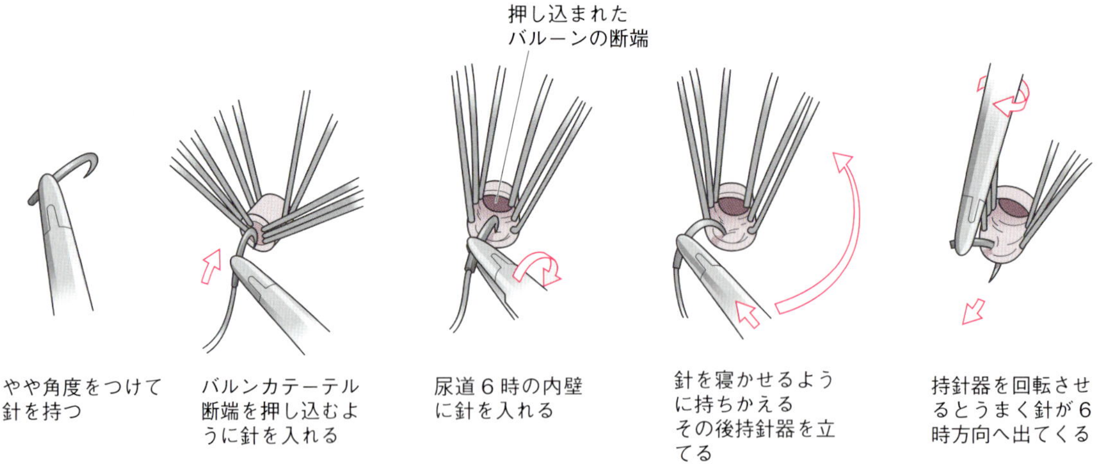

| やや角度をつけて針を持つ | バルンカテーテル断端を押し込むように針を入れる | 尿道6時の内壁に針を入れる | 針を寝かせるように持ちかえるその後持針器を立てる | 持針器を回転させるとうまく針が6時方向へ出てくる |

押し込まれたバルーンの断端

図59 尿道6時方向の糸のかけ方

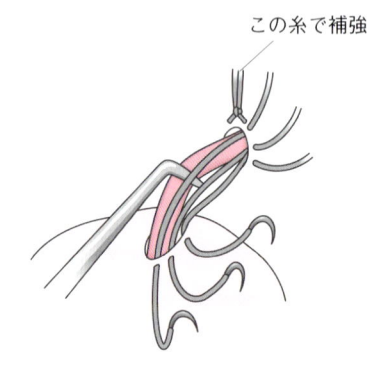

この糸で補強

| 尿道断端にかけておいた糸をそれぞれの場所に相応する膀胱側にかけるカテーテルを軽く対側へ牽引するとかけやすい | 巻き縫いに使用し残しておいた糸を用いて膀胱の前壁にかける | 糸を結紮して尿道と膀胱を固定する |

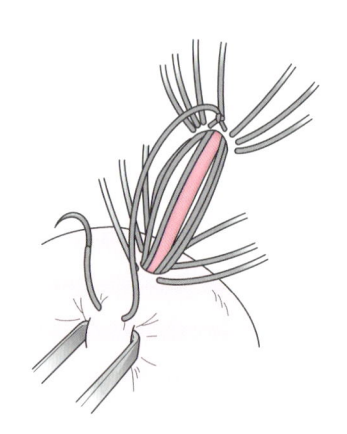

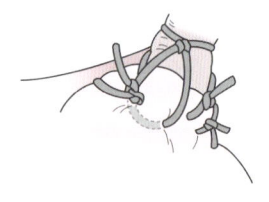

図60 前壁補強

ドレン挿入

　ドレンはペンローズの12号を用いています。下腹壁動静脈に当てないように注意してケリー鉗子を用い，鈍的に体壁に穴を開け，ドレンを挿入します。

　ごく稀に出血することがありますが，このような場合もドレンに沿わせて灌流バイポーラ鑷子の先を押し込み，焼灼すれば毛細管現象で灌流液が入っていきますのでほとんどの場合は，苦もなく止血できます（図61）。

　最近は，平板での陰圧がかけられるタイプのドレンを用いることもあります。

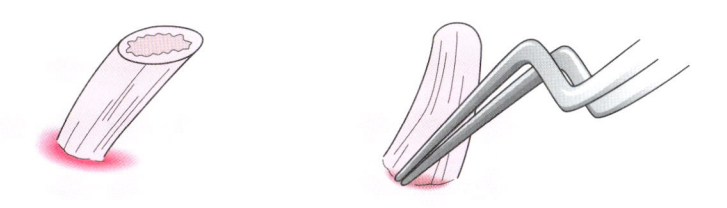

灌流にバイポーラ鑷子の先を創とドレンの間に挿入し灌流しながら凝固モードで通電すると生理食塩水がドレンに沿って創奥に入り込み止血が可能.

図61　ドレン孔からの出血のとめ方

正中創の縫合

　正中創は腹直筋と前鞘をかけます。当院では2-0バイクリル糸で連続縫合しています。創の上と下の両端から縫合し始め，ちょうど上下二つの方向から縫っていった糸がかちあったところで結紮閉鎖します。脂肪の層は感染予防のため生理食塩水で十分洗っておきます。脂肪層が厚い場合は，3-0 PDSで数カ所，中縫いをしています。

　皮膚は真皮の連続縫合で行っています。ここはAmerican sutureではなく，くぐらせる糸をお互いかけながら縫っていきます。こうすると皮膚表面が波打つことなく，また創の縦方向に縮むように力が働きますので，時間とともに創が小さくなります（図62）。これも上下から始めて，出合ったところで結紮するようにしています。

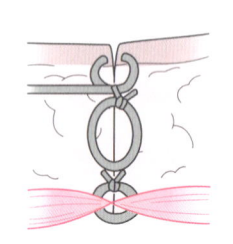

3層に縫合
基本的に筋・筋膜（1層），脂肪（2層），皮下（3層）の3層で縫合している

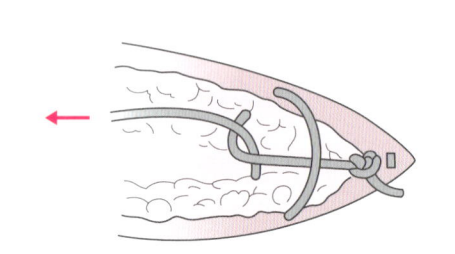

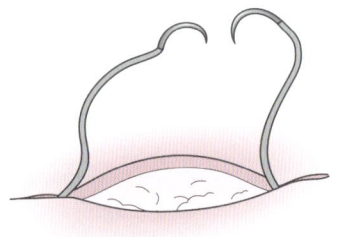

皮膚は皮下を連続縫合する（真皮縫合）．単なる連続でなく1回毎に下糸にからませて縫合していく．創の両端から行い最後に出合ったところで糸を結紮する

図62　皮膚縫合

術後管理

　出血がほとんどなく，腹膜を開けないので腸管のトラブルもないことから安静解除は翌日とします。水分も翌朝から開始し，よければ夕方から流動食を始めます。

　歩行もドレンが問題なければ翌日より開始します。

　3-4日でドレンを抜き，5-6日でバルンカテーテルを抜き，その後2-3日様子を見て退院としています。

コラム7　運針練習

あなたはゴルフをしますか？　月に何回，行きますか？

ゴルフ好きの人なら，週1回ぐらい練習場に行くかも知れませんが，手術もゴルフと同じで，体に覚え込ませるまでやはり練習が必要です。月に数回しか行わない手術のためには，とくに運針の練習が重要です。ゴルフのスイングももちろん基本がありますし，そこから始める必要はありますが，ただ，いつも打ちっ放しで遠くへ飛ばすだけではだめで，状況に応じて微妙にスタンスや振り方などを変える必要があります。運針も同じで，持針器の持ち方に基本はありますが，状況に応じて持針器の握りを変えたり，針の持針器への持ち方（針の持つ位置や角度），針の送り込み方を変える必要があります。

狭いところで針先を手前に出すにはどうするか？　組織をこじることで血管を裂き，かえって出血することもたびたび経験することです。針の曲率では届かない部分に，どうやって針先を出すか？　ここでは，一般的なテクニックで応用可能な方法（具体的には前立腺全摘でとくに運針にテクニックを要する部分）を示します。

①中心静脈の結紮，②尿道側面の巻き縫い，③尿道端への糸かけ，での応用となります（図Ⓐ～Ⓓ）。既に本文，コラムでも取り上げていますのでそちらも参照して下さい。

まず持針器です。細かい運針をするにはマチュー型の持針器は向いていないので，当科ではヘガール型持針器を用いています。中心静脈処理や尿道側面の巻き縫い，尿道断端への糸かけなど骨盤底の深い部分での操作では柄の長いもの（最近ペンシル型のバルブゲート®を用いることもあります），膀胱側の糸かけや尿道形成，閉創では通常の柄の短いものを用います。

針はなるべく持針器の先で持つようにします。既述ですが針をコンプレッセンの上に置き，針先を右向きにすれば逆針で持つことになりますし，左向きにすれば順針となります。針のどの部分を持つかですが，針の後部から1/4から1/3の所を持ちます。はじめから針の後部近くを持つと針先のコントロールが難しくなりますので，とりあえずやや中心よりに持ち，針が届かなければ運針の途中で針後部に持ち替えて，深く入れることになります。

持つ角度も針をかける場所に応じて微妙に変えることになりますが，どの角度がいいかは術者の好みもありますので，運針練習の中から自分で体得していく必要があります。針と持針器の関係は非常に繊細ですので，スクラブナースから渡されたものをそのまま使うのでなく，必ず自分で調節して持つようにします。

次に持針器の持ち方です。教科書的には，はさみと同様，親指と中指をリングにかけて示指で柄を支えるように固定するとされていますが，骨盤底での運針時には持針器をなるべく立てた状態で回転運動をさせる必要があり，リングに指を入れた状態では微妙な動きができません。親指と示指・中指・薬指の3つの指との間で，持針器を表と裏から掌も用いて挟むように持ち，手首を使うことで持針器の角度を調節します。針を回す操作は通常は手首による回転になりますが，指で硬貨ををまさぐるような運動（いわゆるマネーを表すゼスチャー）を加えることで持針器の回転の幅が広がります。あとは運針時の持針器の動きですが，これは単一の動きでなく，いくつかの回転と回旋，平行移動を組み合わせ，さらに運針途中で針を持ち直すことで思っ

コラム7 つづき

図Ⓐ 針径より小さく糸をかける場合

針で曲率半径より小さな円を描くには，針先を支点とした回転運動を行って針を刺入する必要がある．

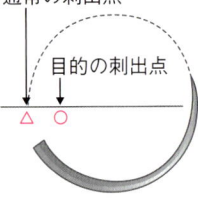

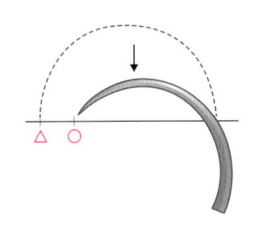

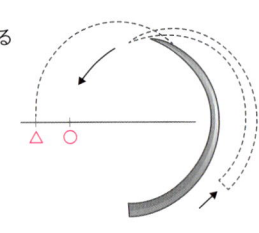

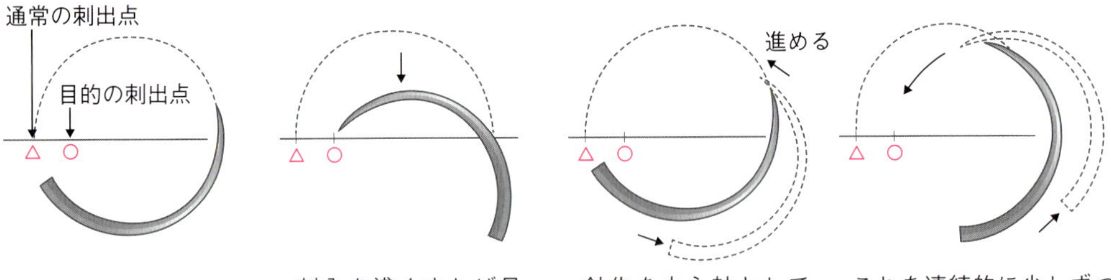

- 刺入を浅くすれば目的点に針を出せるが十分な組織をかけることができない
- 針先を中心軸として針のお尻を振りながら進める
- これを連続的に少しずつくり返せば曲率より小さな円を無理なく描くことができる

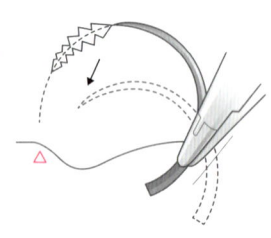

持針器を軸としてこじれば，組織に縦方向に力が加わり血管を裂く可能性がある

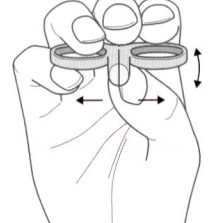

親指を左右に振ることで持針器を回転させることができる

図Ⓑ 針径より広い部分をかける場合

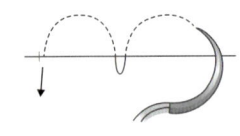

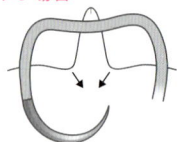

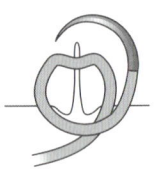

曲率の広いところ（針の届かないところ）にかける場合は1回目で組織を2回に分けてかけ，組織を絞り込んだ後に2回目の糸をかける．

図Ⓒ 尿道の糸かけ

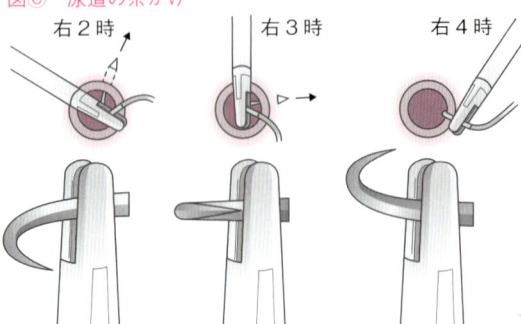

右2時　右3時　右4時

右は全て順針で行う．針はどこにかけるかで角度をつけて持つ．

図Ⓓ 左尿道側方の巻き縫い（返し縫い）

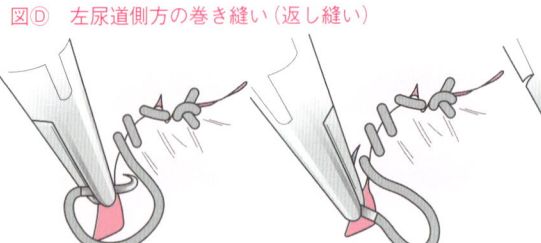

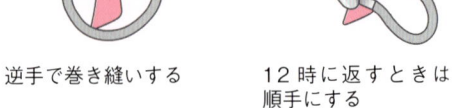

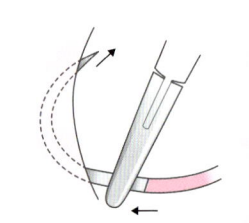

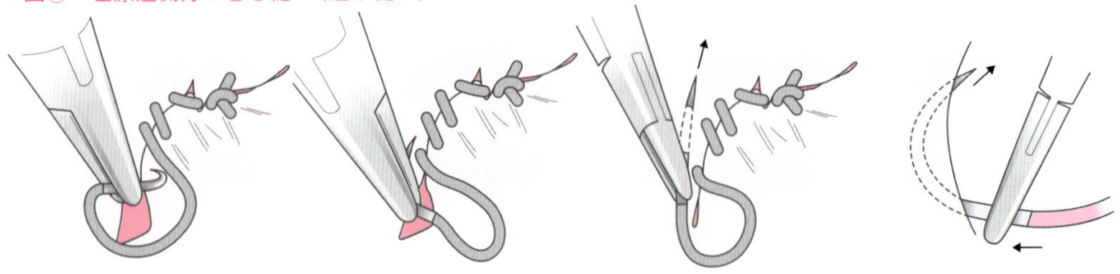

- 逆手で巻き縫いする
- 12時に返すときは順手にする
- 針のお尻を持って上に押し上げる感じで運針する．針はその弯曲に応じて進み針先が組織表面に出てくる．針先を手前に出すためのテクニック．

コラム7 つづき

た通り針先を動かせるようになります。これらの運動の融合は中心静脈の吊り上げの運針に必須です（本文**図35**参照）。また，この項ではじめに取り上げた針の曲率より狭い部分への運針は，通常の持針器を軸とした回転でなく，針先を軸の中心とした回転運動がポイントになり，このイメージを体得する必要があります（**図Ⓐ**）。逆に，曲率より広い部分での運針は2回に分けて行うこととなります（**図Ⓑ**）。これらのテクニックは，中心静脈から側方の静脈の巻き縫いを行う場合に応用できます。尿道断端の糸かけの際，尿道のどの部位に糸をかけるかで持針器と針の角度の調節を行うと，とても簡単に糸かけができます。尿道側方の巻き縫いで最後に12時方向に返す時と，尿道の6時方向に糸をかけるのがこの手術で最も難しい糸かけになります。両者とも針をいったん離して角度を整えることが大切です。運針の練習はどこでそのテクニックが使われるのかを具体的にイメージして，それぞれのシーンに応じたテクニックを体得することが重要です。

コラム 8　必殺の糸送り棒　DVD 動画⑩

　狭く深いところで，糸を結紮することは非常に難しいことです。とくに深くて指が届かなかったり，緊張がかかり通常のやり方では糸が緩みやすい場所では，それ専用の道具を用いる必要があります。私はミズホ社製の糸送り棒（図Ⓐ）を用いていますが，これが非常に有効なので，ご紹介します。

　ミズホの糸送り棒は先が二股になっておりその先端に糸を入れる溝が付いています。この溝に結紮するべき糸を嵌めて，結び目を送り込みます（図Ⓑ）。

　糸の結紮には3回の糸の巻き付けが必要ですが，まずあらかじめ2つの巻き付けを行っておき，1回目の送り込みの後，緩まないように2回目の巻き付けを送り込んで結び目を作ります。コツは糸の一方に鉗子を付けて，その重みを利用して糸に緊張を加えることです。3回目の巻き付けの送り込みは2回目の応用なので，2回目と同様に送り込めばいいことになります。

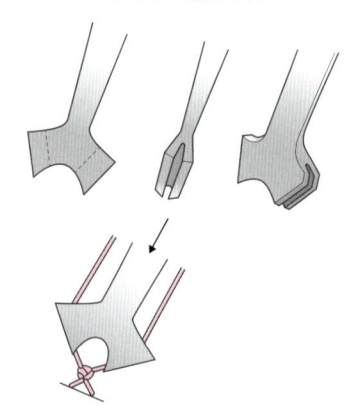

ミズホの糸送り棒

図Ⓐ

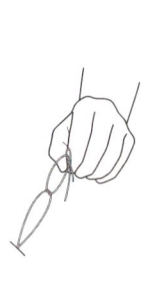

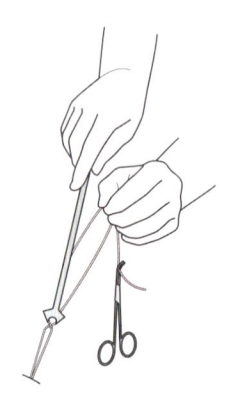

①2つ結び目をつくる．
②1つ目の結び目を送り込む．
③2つ目の結び目を送り込む．この間一方の糸を鉗子ではさみ鉗子の重みをうまく利用して常にテンションをかけておく．

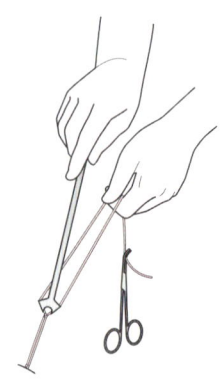

図Ⓑ

コラム 9 糸の結紮

　結紮についてはあまりにも基本的すぎて詳しく書いてある手術書はほとんどありません。しかし，いまだに男結び，女結び，などという言葉が用いられ，糸を緩ませないためには男結びが必要などと書いてあるものがあるので一言付け加えたいと思います。

　結論から言えば，糸が緩むかどうかは2回目の結紮が重要で，この意味さえしっかり把握できていれば男結び，女結び，外科結びなどということはあまり関係ありません。通常の結紮では，教科書に書いてあるような，左右の糸が同じような緊張で結ばれることはほとんどありません（図Ⓐ）。初心者は糸の両端のどちらにも緊張を加え，吊り上げながら結紮しますが，このやり方の欠点は必ず糸が緩む瞬間があることと，糸の固定点が脆弱な場合，糸を引っ張りすぎて組織を裂くおそれがあることです。

　糸は一方のみに緊張をかけながら結紮するものです。そして一方のみならば糸に常に緊張をかけることは可能なことです。こうして結ばれた糸は，緊張のかかった糸にもう一方の糸がからみつくような形になります。私は緊張のかかった糸を"主"の糸，それにからみつく糸を"従"の糸と呼んでいます（図Ⓑ）。

　結紮の要諦は，結紮を繰り返す中で，この主の糸と従の糸を必ず途中で入れ替えるということです。主と従の糸が入れ替わらなければ，3回結んでも4回結んでも簡単に緩んでしまいます（図Ⓒ）。逆に主従が入れ替われば，女結びであっても緩むことはありません。

　またこの主従の入れ替えを2回目で行うか3回目で行うかが，一つのテクニックにもなります。1回目と2回目で入れ替えしなければ，主の糸に沿って従の糸の結び目を送り込んでいくことができるので1回目，2回目ともわざと緩く結び，結び目を送り込んで結紮することができます（いわゆる sliding knot）。このテクニックは腹腔鏡手術時の体内結紮に応用できます。通常の結紮でも糸が緩むことをあらかじめ想定し，1回目と2回目を主従入れ替えずに結ぶのもコツです。こうすれば万一緩んでも，そのまま主の糸に沿って結び目を送り込めば強く結紮することができます。結紮が緩んでしまったとき，主従が入れ替わった状態でさらに

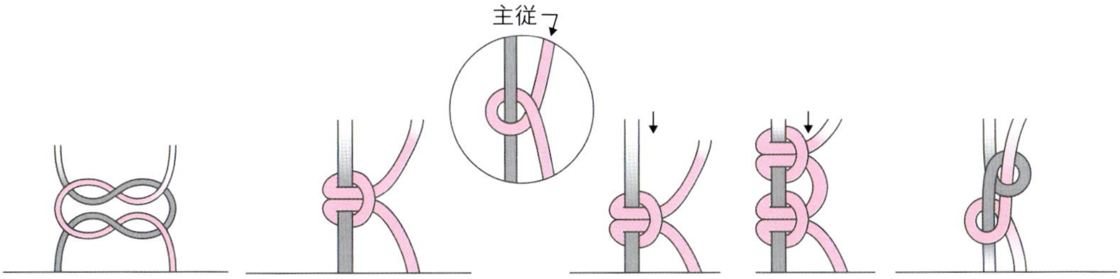

このように左右の糸が均等に結ばれることはまずありえない	一方の糸に他方がからむように結ばれることが普通	主従が入れ替わっておらず，何度結んでも従の糸はスリップする	主従の糸が入れ替わっており，結び目を送り込むことができない
Ⓐ	Ⓑ	Ⓒ	Ⓓ

図

コラム9 つづき

　強く結べば，結び目は送り込まれることなくさらにその地点で強く結ばれ，最後に糸が切れるのがオチということになります（図Ⓓ）。男結び，女結びに関係なく，2回目と3回目の結紮の主従を入れ替えれば糸は緩むことはありません。

　また糸はきつく結べばいいというものではありません。皮膚を縫うとき，強く結びすぎて皮膚の色が阻血様に白くなり，あとで糸が食い込んで術創の瘢がムカデ足の状態になるのは見苦しいものです。また，腸管の縫合では強い結紮は阻血を起こし，吻合部不全の原因になることがあります。過不足ない緊張で糸を結ぶ必要がある場面もあります。このようなときには1回目の糸で結び目を作った後，その結び目を固定する必要があります。こんな時，結び目をモスキートの先で軽く把持してやり，次の結紮を行います。こうすれば緩むことも締め過ぎることもなく，確実に結紮することができます。

写真で見る手術手順

　ここでは，写真を示しながら実際の手術の手順を説明したいと思います。いままでの解説の中で用いたイラストを参考にして，写真を立体的にイメージしていただければ幸いです。

皮切

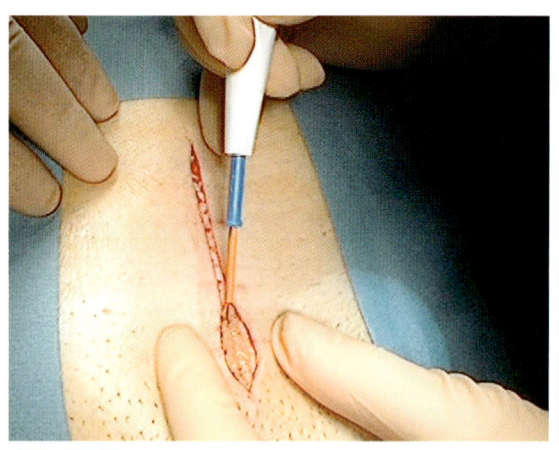

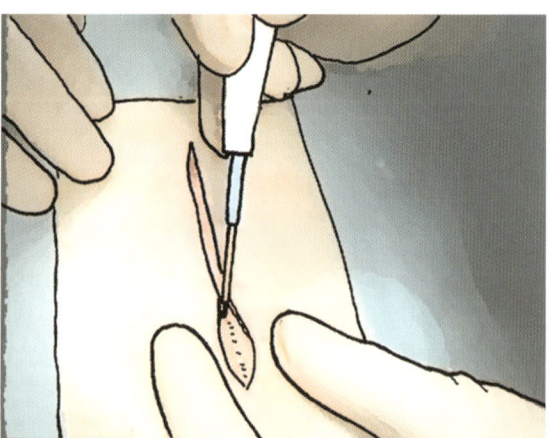

写真 1a 皮膚切開は恥骨上から正中 8cm です。

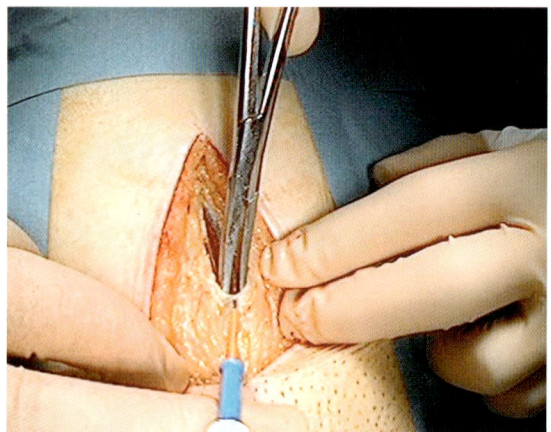

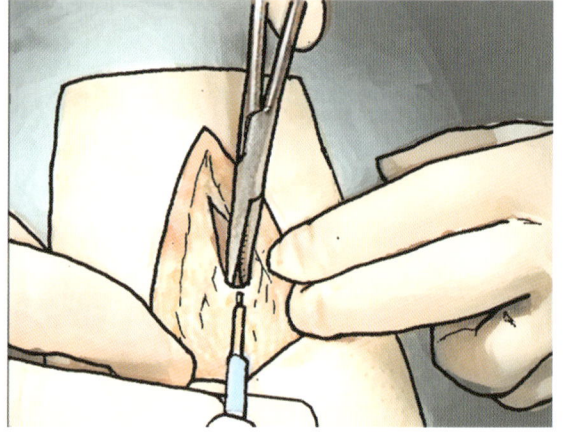

写真 1b 皮下脂肪，筋膜はペアン鉗子を入れ，切離予定部を持ち上げながら行います。

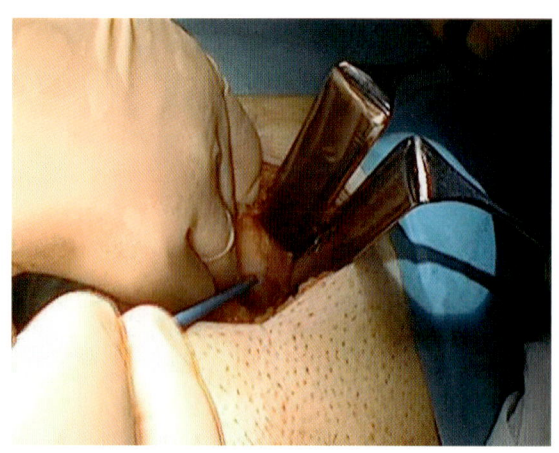

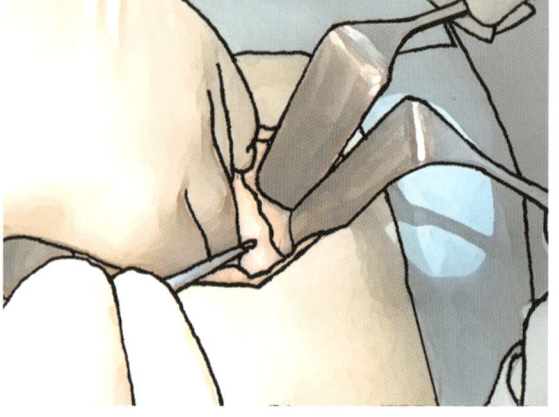

写真 1c 腹膜の剝離は，なるべく脂肪（Paravesical fat pad）を外した層で行います。

リンパ節郭清

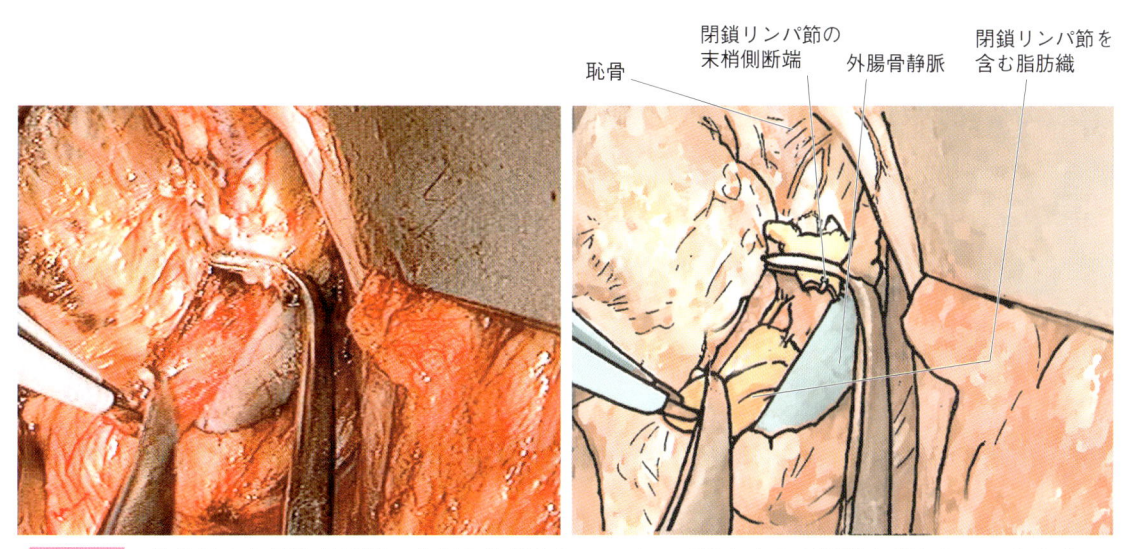

写真 2a　遠位側から外腸骨静脈の内側を境界として,リンパ節を含んだ脂肪を落としていきます。

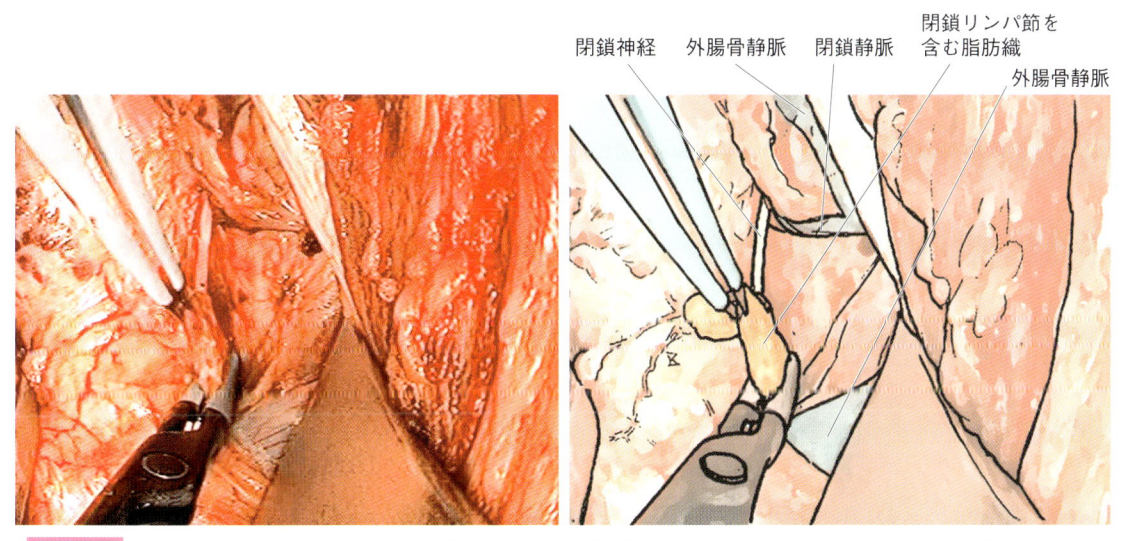

(ラベル: 恥骨, 閉鎖リンパ節の末梢側断端, 外腸骨静脈, 閉鎖リンパ節を含む脂肪織)

写真 2b　閉鎖神経の近位側では,脂肪をクーパー先端で押しつぶしてこそげ落とすように剥離します。出血はガーゼで押さえながらワンポイントに絞って焼灼して止めていきます。近位側の脂肪は,結紮が抜けやすいので,バイクランプで処理をしてから切断します。

(ラベル: 閉鎖神経, 外腸骨静脈, 閉鎖静脈, 閉鎖リンパ節を含む脂肪織, 外腸骨静脈)

側方処理・1 📀 動画❶

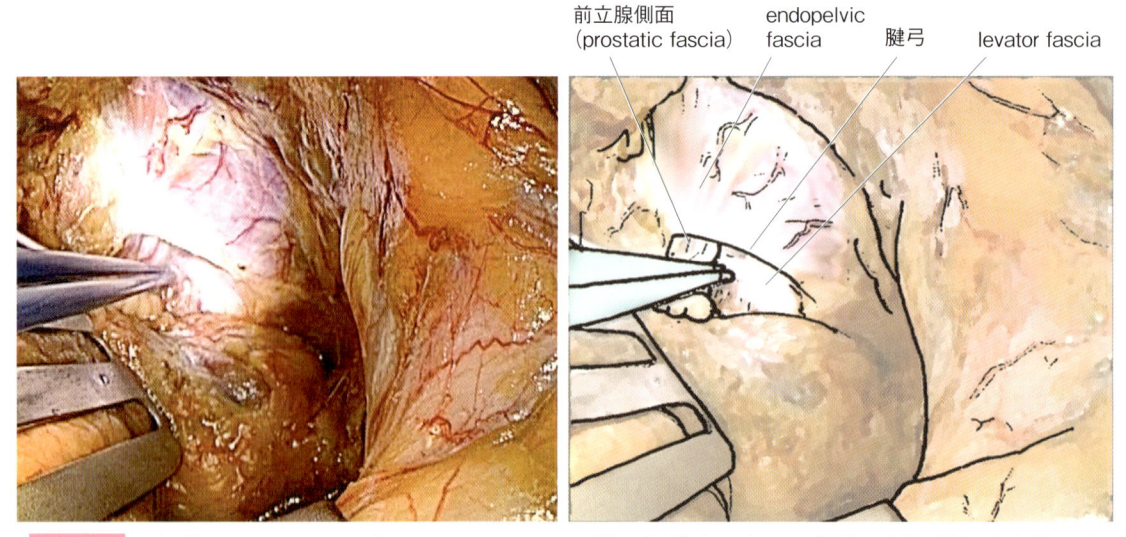

写真 3a　まず，levator fascia と prostatic fascia の間で剝離するため，筋膜の折り返し点を見つけます。この部分にツッペルを入れて前立腺表面から levator fascia をこそげ落とすように剝離します。

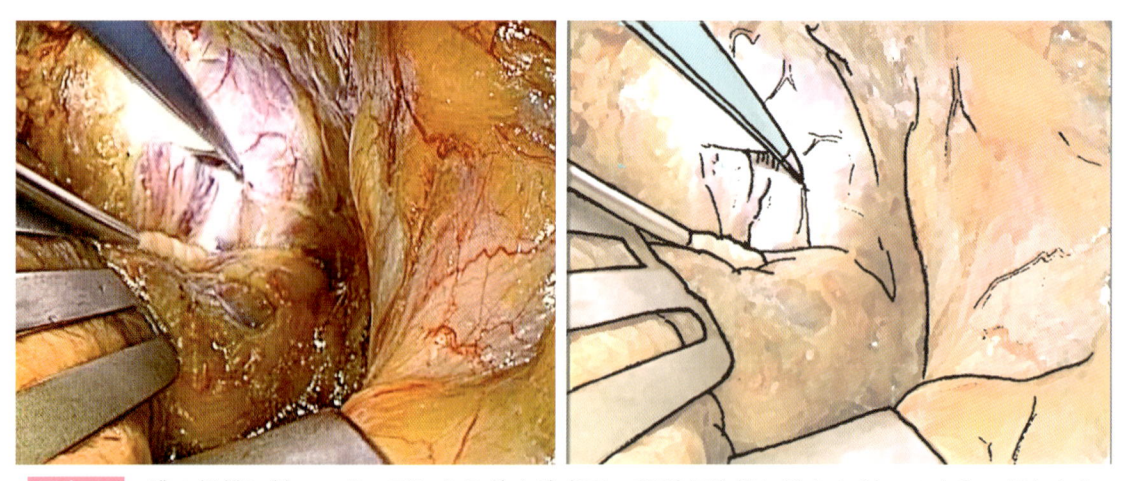

写真 3b　膜の剝離に従い，その下にある前立腺表面の静脈が次第に浮き上がってくるのがわかります。

側方処理・2   DVD 動画 ❶

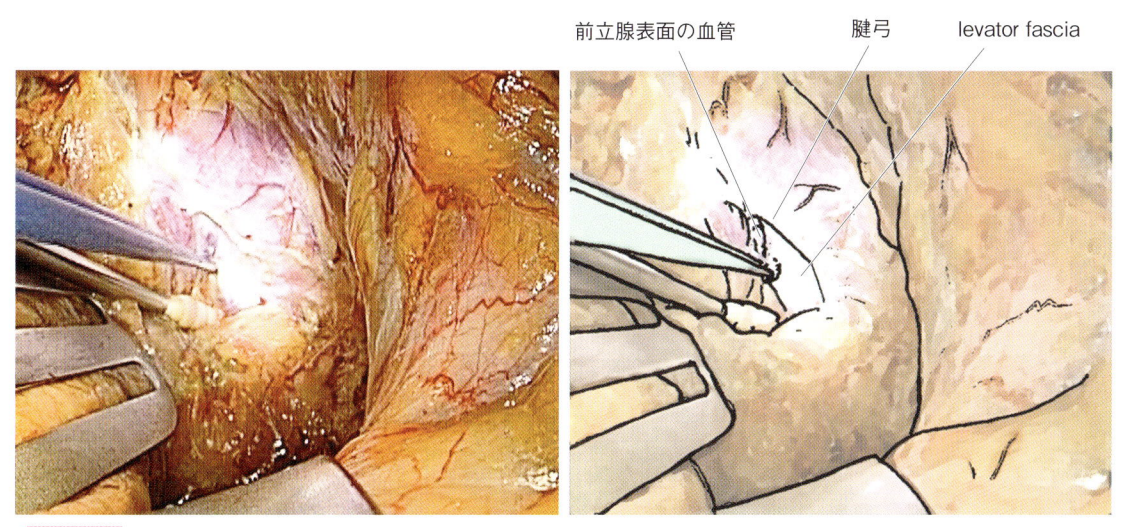

写真 3c　出血の原因になりますので灌流バイポーラ鑷子を用いてつぶしておきます。

（前立腺表面の血管　腱弓　levator fascia）

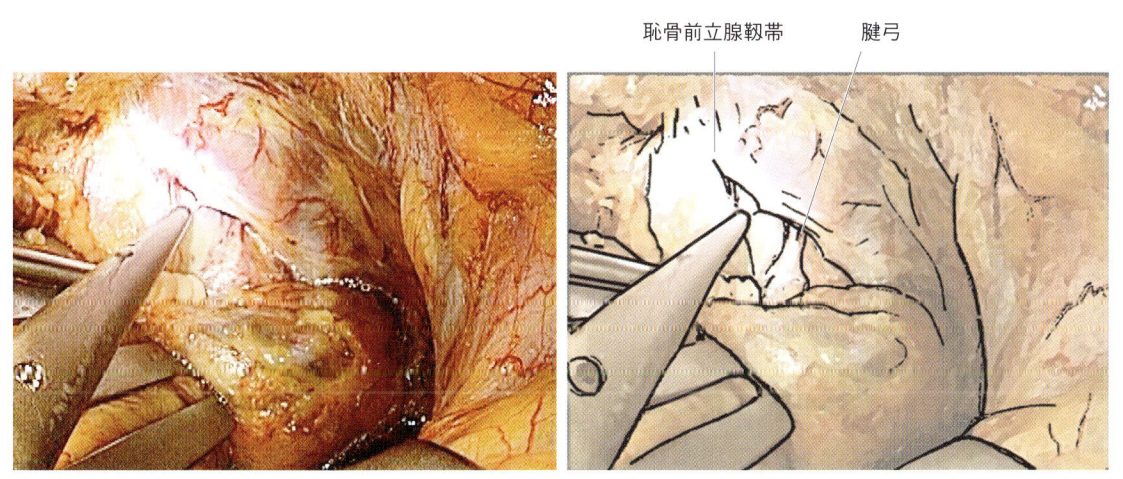

写真 3d　折れ返った筋膜は弓状の円弧を形成します（これが腱弓です）。この腱弓の前立腺付着部を鋭的に切離して可及的に尖部まで剥離します。

（恥骨前立腺靱帯　腱弓）

中心静脈処理・1　DVD 動画❷

写真 4a　まず，浅中心静脈を処理した後，中心静脈を含んだ前立腺表面の筋膜をアリス鉗子で集簇させます。

（ラベル：恥骨／endopelvic fascia で覆われた肛門挙筋／腱弓／中心静脈を含んだ前立腺筋膜）

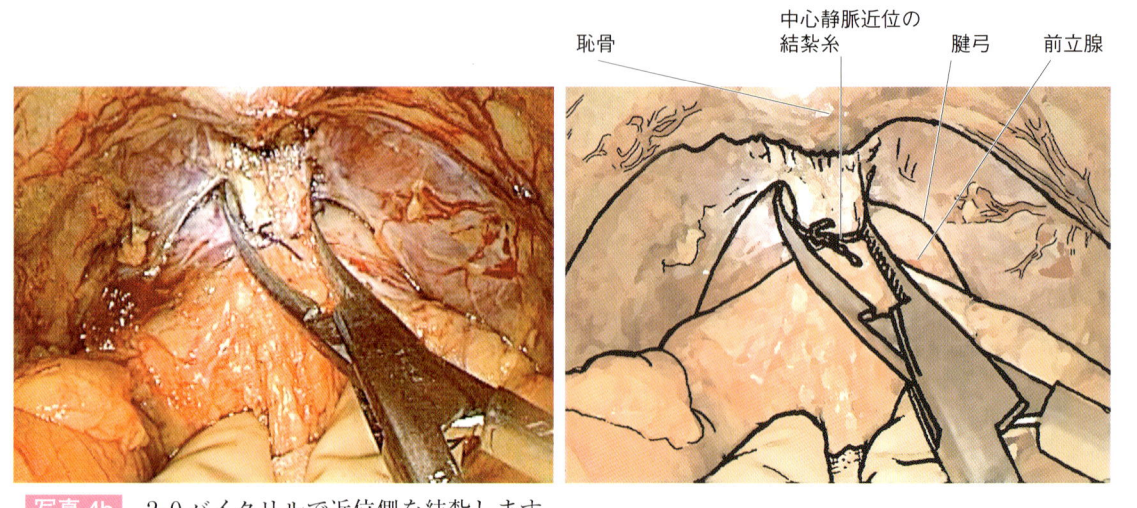

写真 4b　2-0 バイクリルで近位側を結紮します。
前立腺の表面を滑らせるようにケリー先を動かして中心静脈をまとめ上げます（バンチング）。

（ラベル：恥骨／中心静脈近位の結紮糸／腱弓／前立腺）

中心静脈処理・2 DVD 動画❷

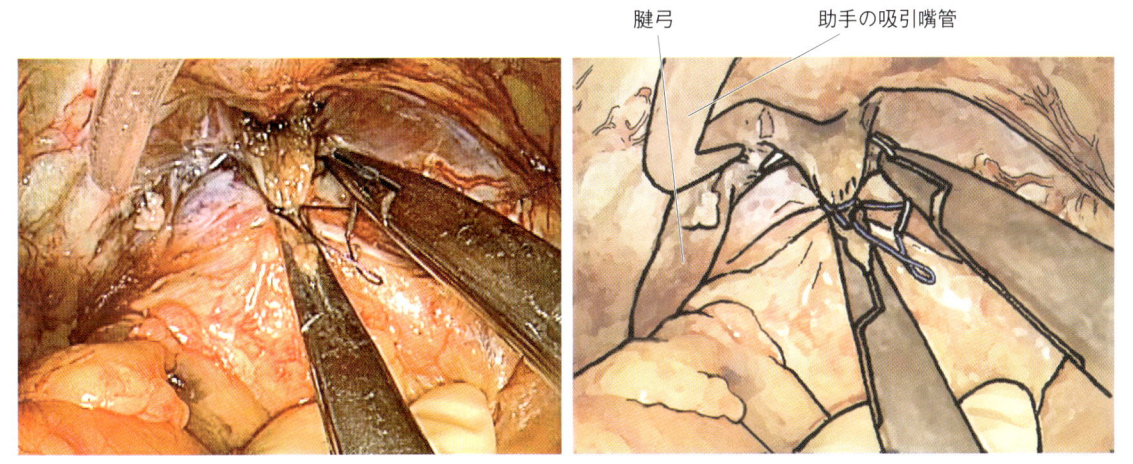

腱弓　助手の吸引嘴管

写真 4c　腱弓の下をくぐるようにして遠位側の糸をかけます（糸の回し方は前述）。この時，助手はバンチングした中心静脈の束の左側から出てくる針先が見えるように，吸引嘴管の先で腱弓でできたひさしを持ち上げてやります。

吊り上げ糸

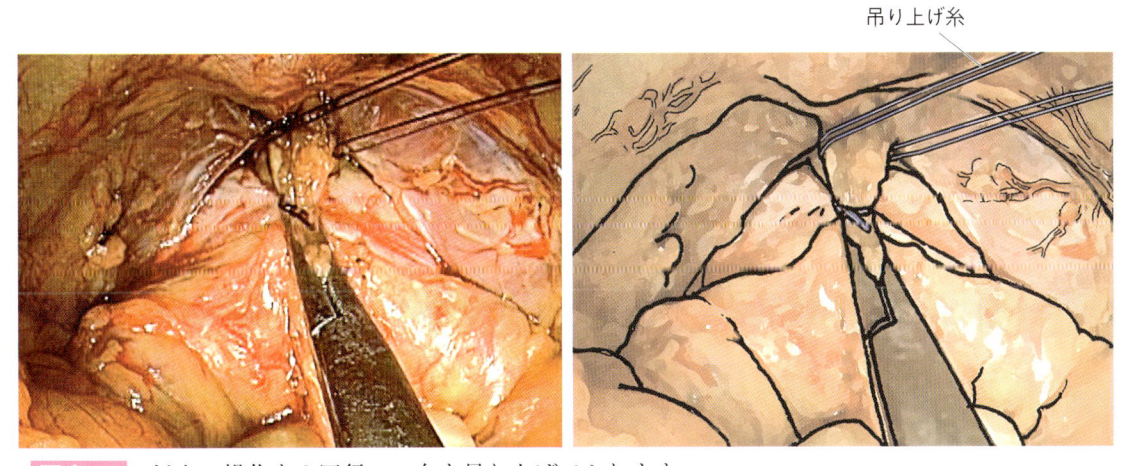

写真 4d　以上の操作を2回行い，糸を吊り上げてやります。

中心静脈処理・3　　DVD 動画❷

切断された中心静脈の断端　　吊り上げ糸

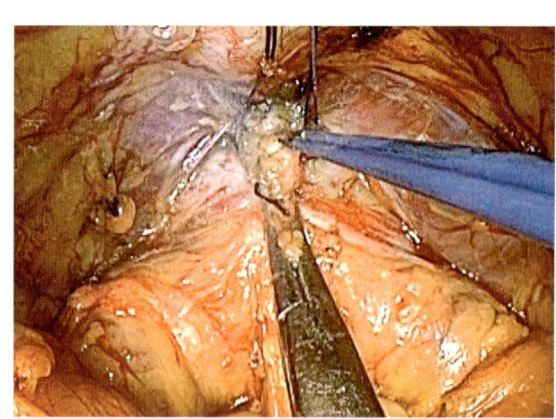

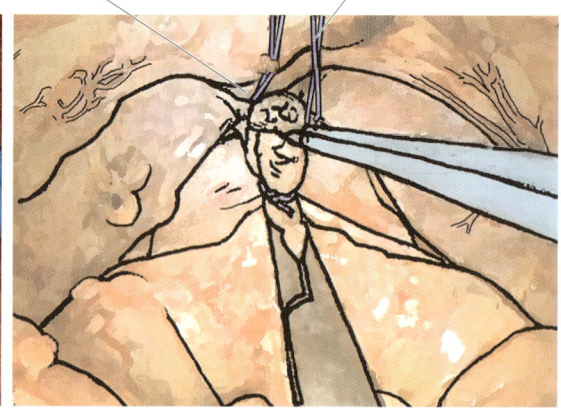

写真 4e　灌流バイポーラ鑷子を用いて，なるべく遠位側で中心静脈を切断していきます。軽く焼いたのちに切離を行います。切開して出血したら止血します。この操作を繰り返し，少しずつ緊張のかかっているところを外すような感じで切っていきます。

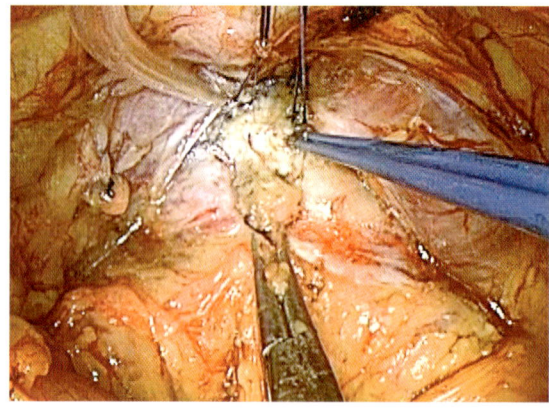

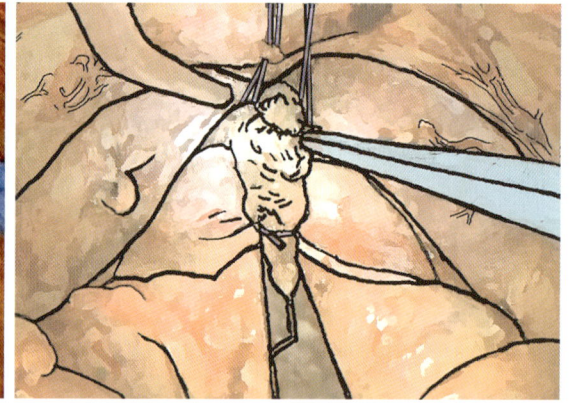

写真 4f　この操作で前立腺は手前に引き出されてきます。

中心静脈断端　　尿道

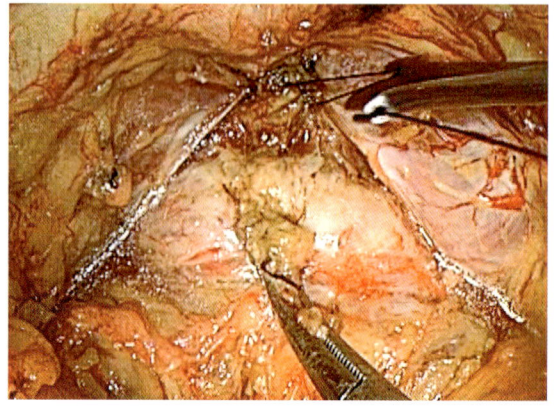

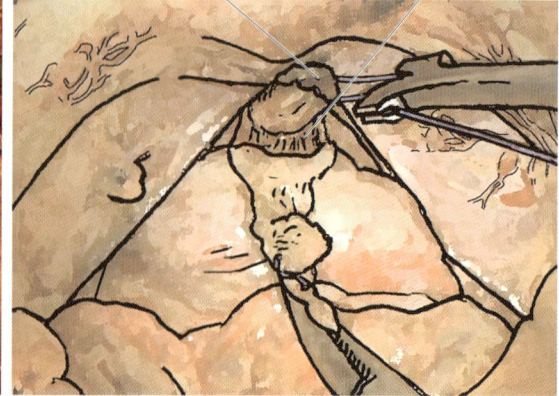

写真 4g　最後に吊り上げていた糸を結びます。

中心静脈処理・4 DVD 動画❸

levator fascia で覆われた恥骨尾骨筋
endopelvic fascia で覆われた肛門挙筋
腱弓

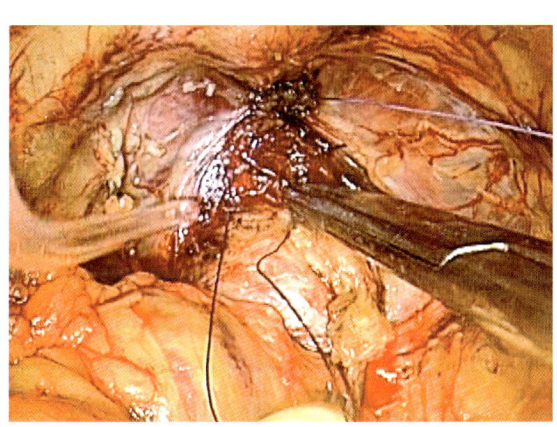

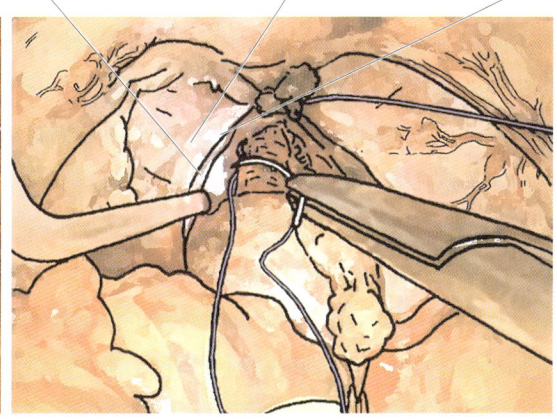

写真 4h　尿道の側方を走る静脈断端から出血を止めるのと，尿道を levator fascia に固定する目的で，尿道の 12 時方向から左右に巻き縫いを行います。

尿道側方の巻き縫い糸

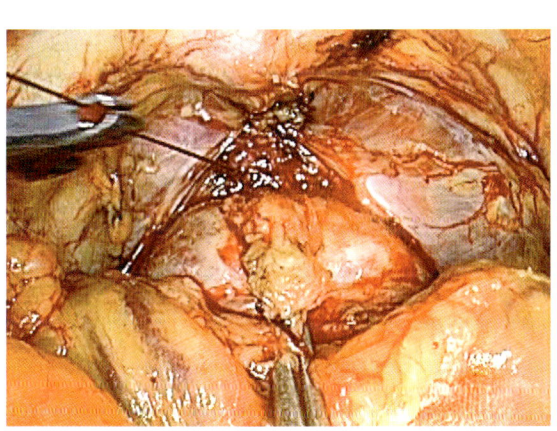

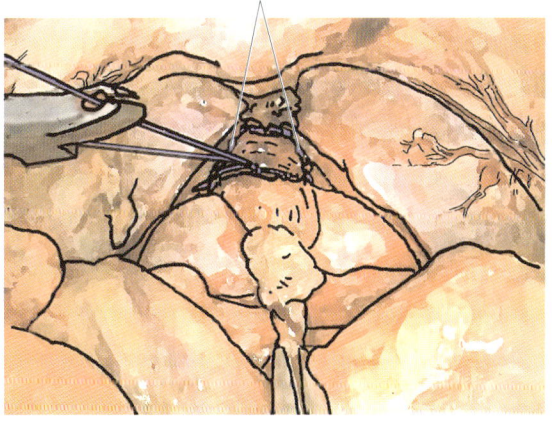

写真 4i　NVB 近くまで巻き縫いした後，再び尿道の 12 時方向へ戻して左右の糸を結紮します。この糸は膀胱前壁の固定に使いますので，針を付けたまま残しておきます。

尿道切断・1　DVD 動画 ④

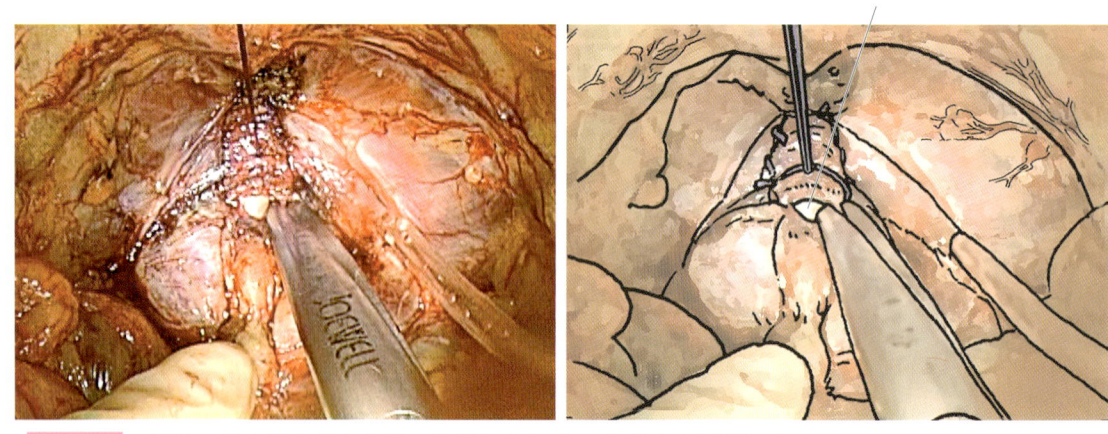

写真 5a　尿道と前立腺尖部を尖部の形状に合わせて上半分を切開します。

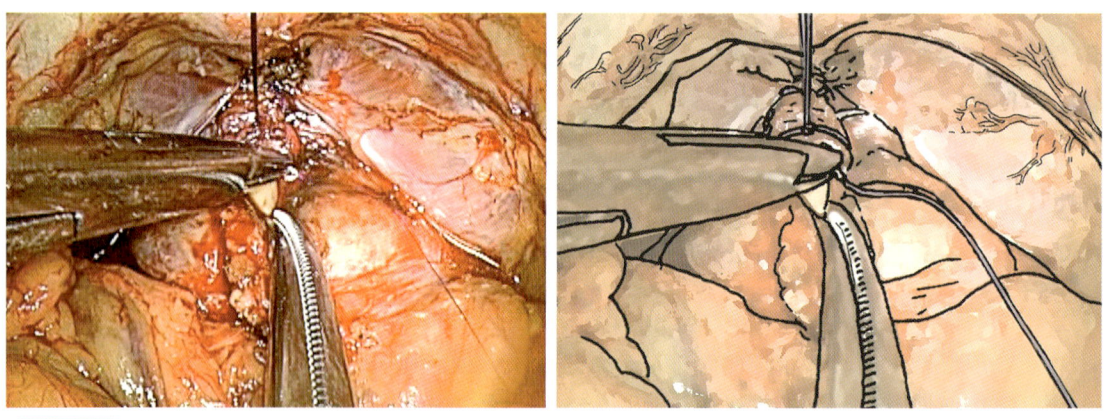

写真 5b　バルンカテーテルが見えたら，ケリーでバルンカテーテルを挟み，ケリー先をコントロールしながら尿道に4-0PDSで糸をかけていきます。

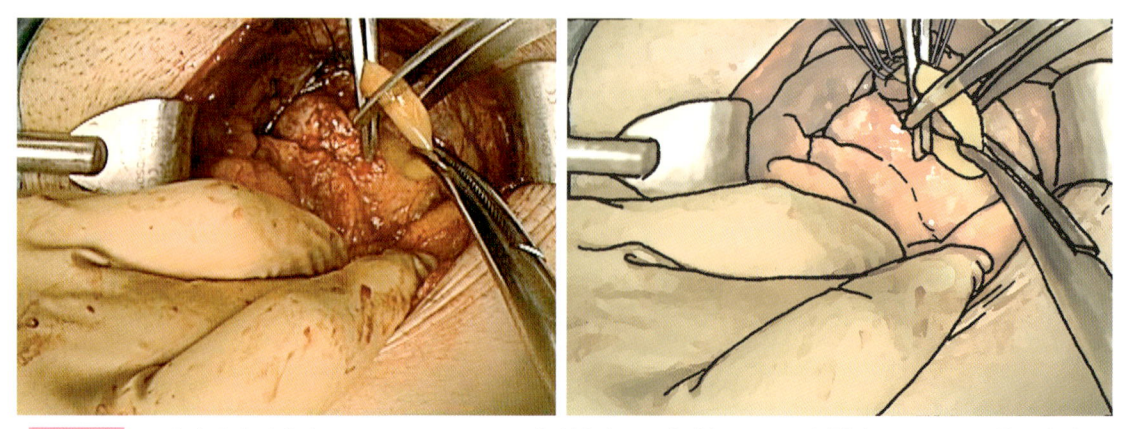

写真 5c　4本糸をかけたら，バルンカテーテルを引き出して切断し，その断端をコッヘルで挟みます。

尿道切断・2   DVD 動画❹

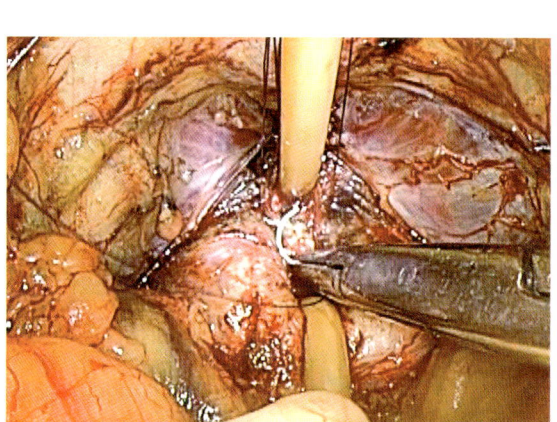

尿道断端(上半分のみ切断)　尿道4時方向の糸かけ

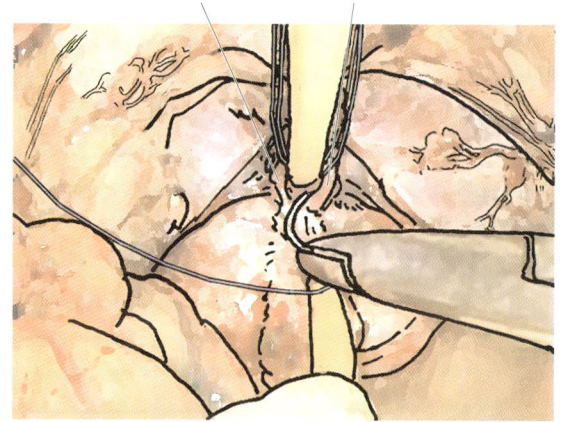

写真 5d　尿道端のカテーテル断端を恥骨の上に持ち上げ，尿道の4時，8時に4-0PDSをかけます。

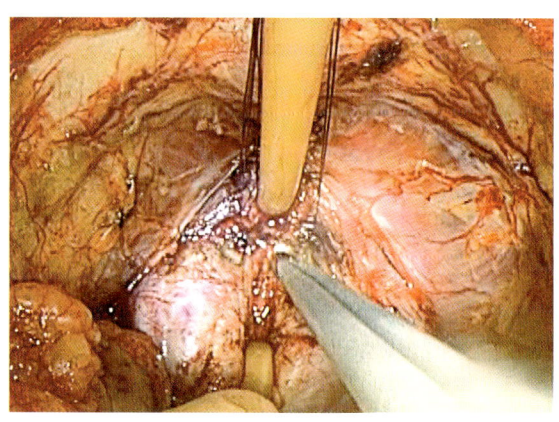

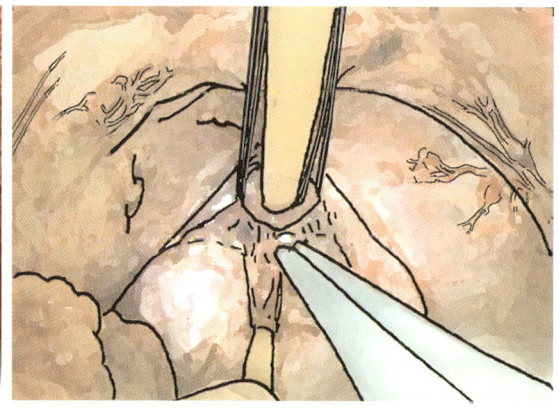

写真 5e　尿道の下半分を切断します。

前立腺後面剥離・1 　DVD動画❺

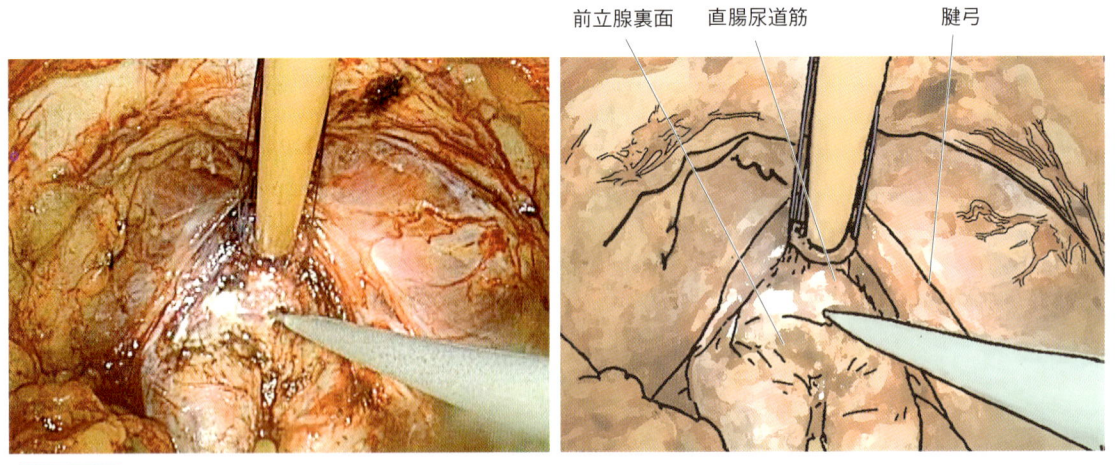

写真6a　前立腺尖部の顎の部分に注意しながら直腸尿道筋を離断し，尖部後面を剥離します。

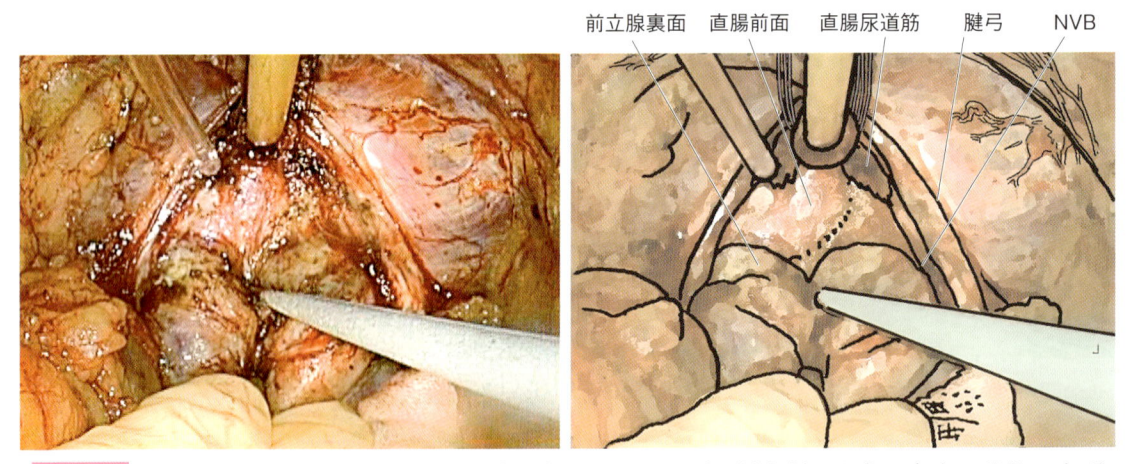

(ラベル：前立腺裏面　直腸尿道筋　腱弓)

写真6b　直腸前面の少し光沢のある面が出てきたら，その面の層を保つように左右に鈍的に広げます。

(ラベル：前立腺裏面　直腸前面　直腸尿道筋　腱弓　NVB)

前立腺後面剥離・2 　DVD動画❺

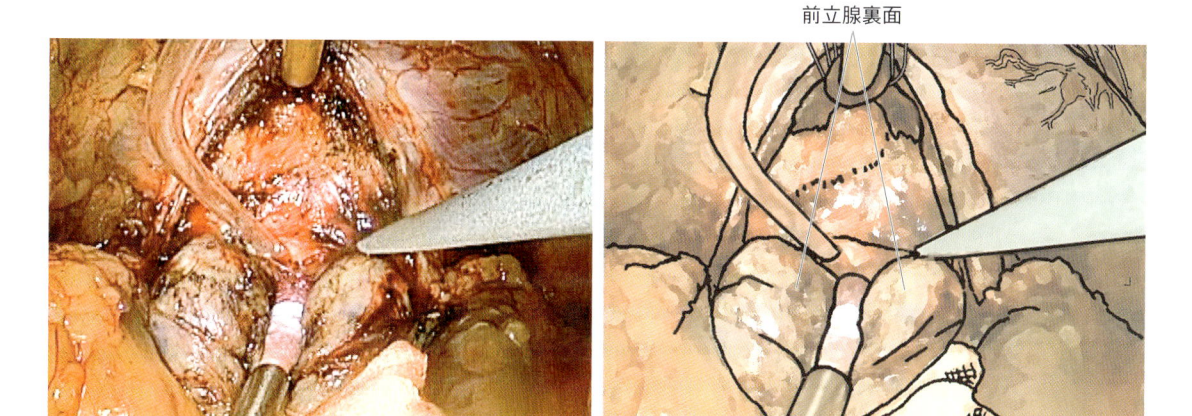

写真 6c　さらに剥離すると前立腺が裏返り，精嚢と直腸の付着部に達するので，ここも鈍的に剥離します。

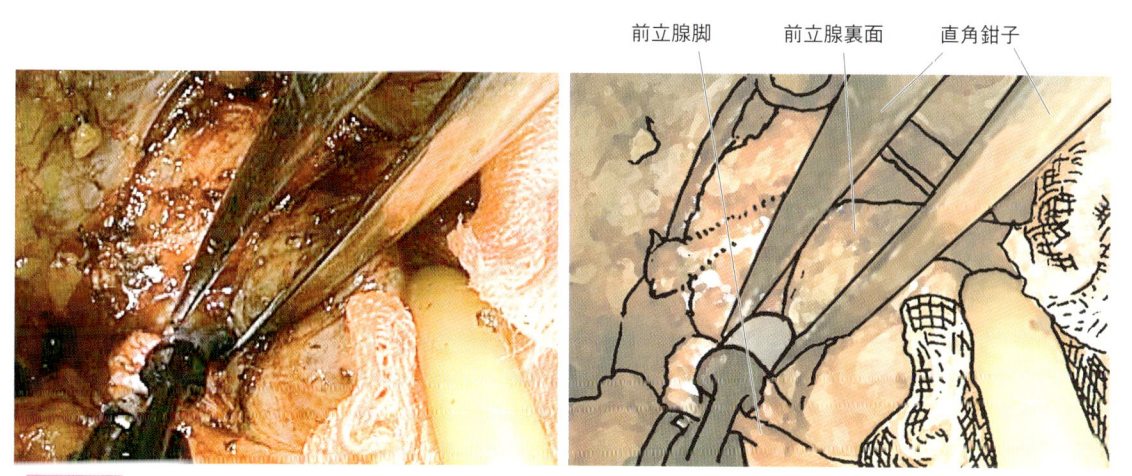

写真 6d　精嚢の側方に，前立腺動静脈を含んだ前立腺脚が出てきます。これを直角鉗子でいくつかの束に裁き，バイクランプで挟んだ後に切開します。

精嚢剝離，精管切断 DVD動画❺

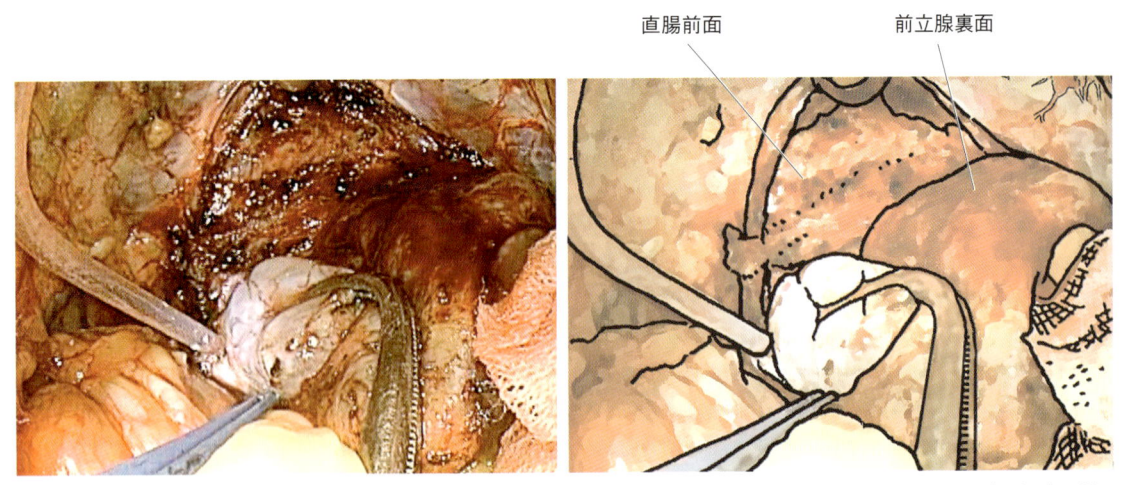

写真7a　精嚢を直角鉗子で挟んで内側から外へひねるようにして掘り出し，付着する精嚢動脈や線維組織を切断します。

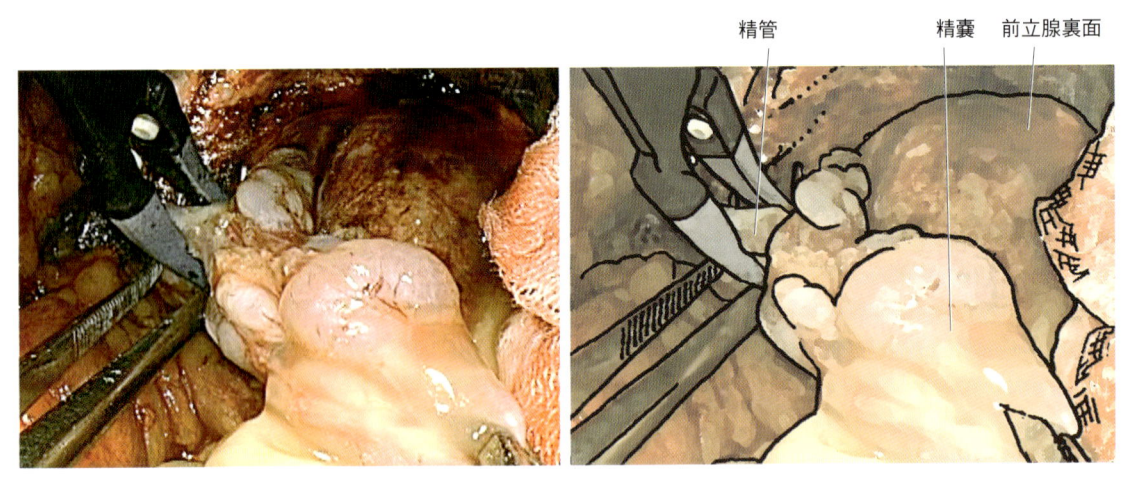

写真7b　精嚢が完全に遊離されたら，次に精管を剝離しバイクランプ後切断します。

前立腺剝離・1　DVD動画❺

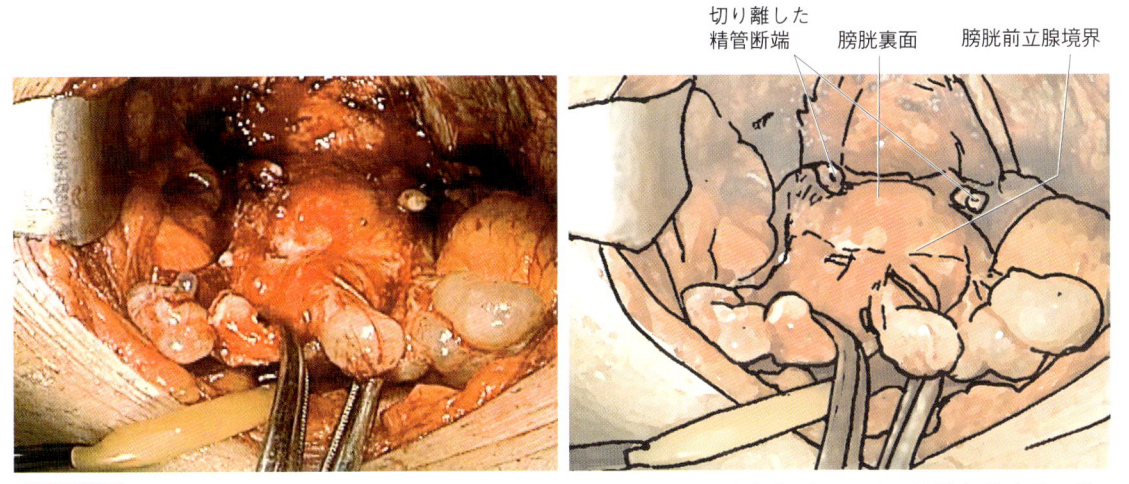

写真 8a　切断した左右の精管を鉗子で挟み上へ持ち上げると，膀胱後面における膀胱と前立腺の境界がわかるようになります。

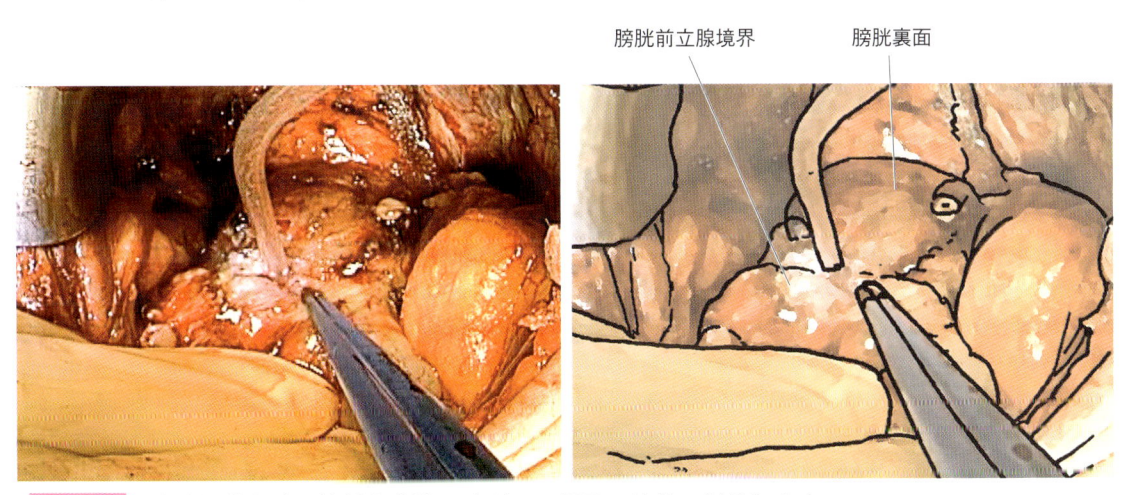

（上図ラベル：切り離した精管断端／膀胱裏面／膀胱前立腺境界）

写真 8b　膀胱と前立腺の境界を灌流バイポーラ鑷子で鈍的に剝離します。

（下図ラベル：膀胱前立腺境界／膀胱裏面）

前立腺剝離・2 DVD動画❺

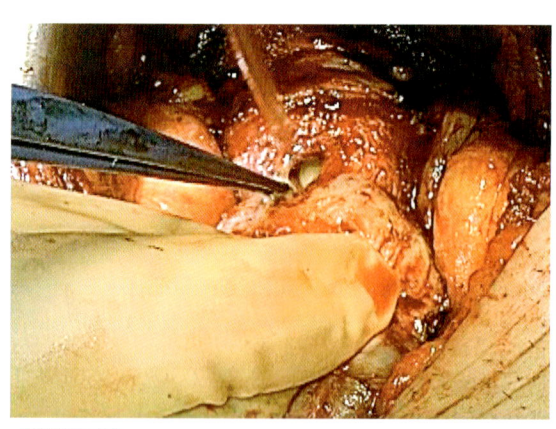

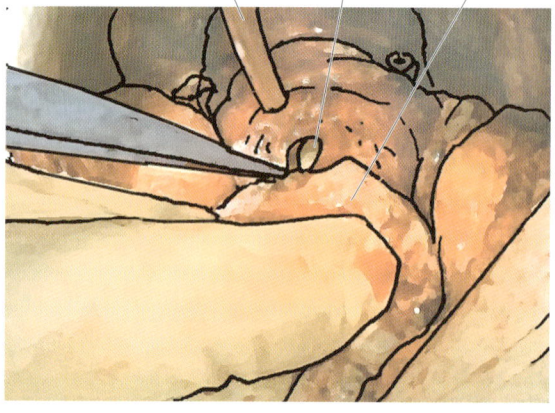

写真8c 後ろ半分の剝離が終わったら,バルンカテーテルを膀胱から抜き尿道を切開します。

（吸引嘴管／切離された内尿道口／前立腺）

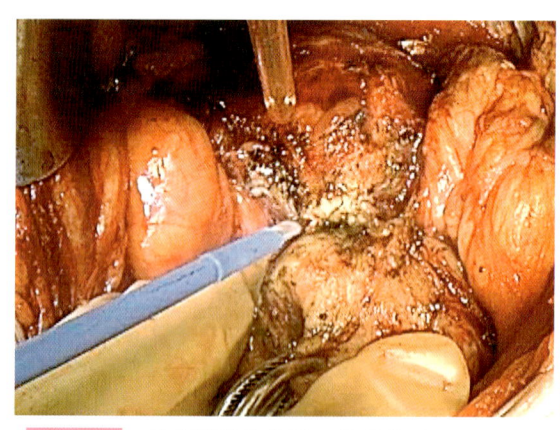

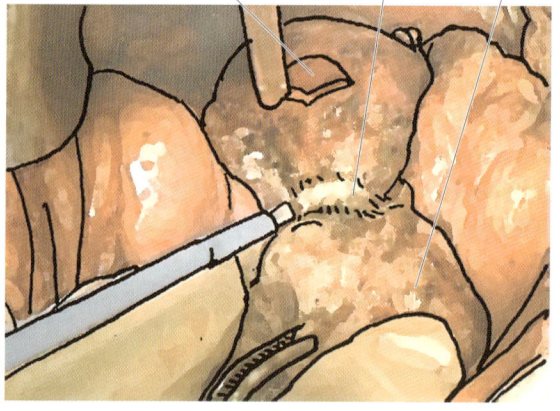

写真8d 前立腺膀胱境界の前半分は,ペンシル型電気メスを用いて蒸散させるように切離します。

（内尿道口／前立腺膀胱境界／前立腺）

膀胱尿道吻合・1　DVD動画 ⑥

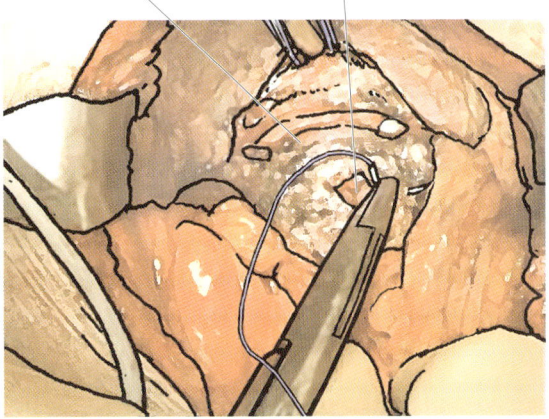

写真 9a　前立腺遊離後，膀胱側の内尿道口を形成します。

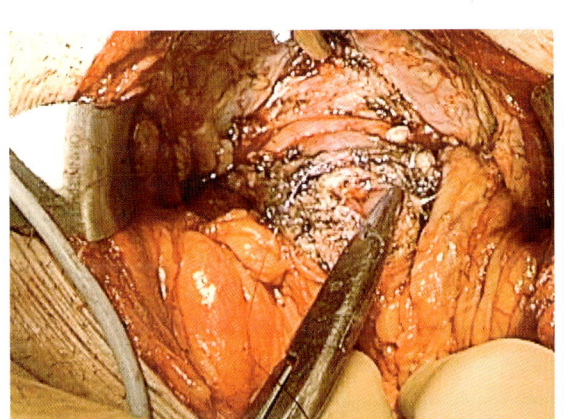

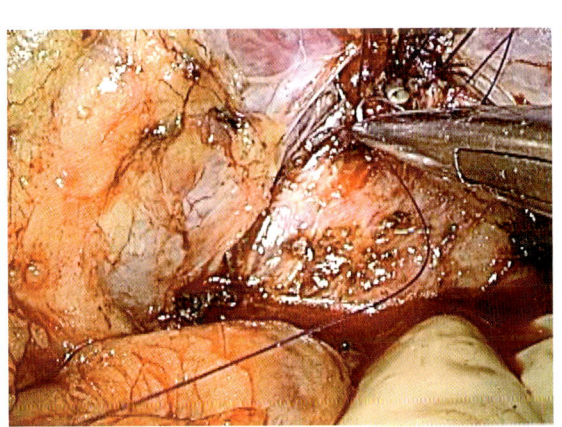

膀胱裏面　内尿道口（3時に糸がかかっている）

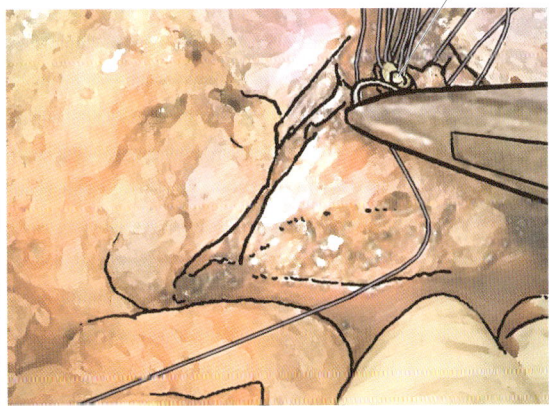

写真 9b　骨盤側の尿道断端の6時に4-0PDS糸をかけます。

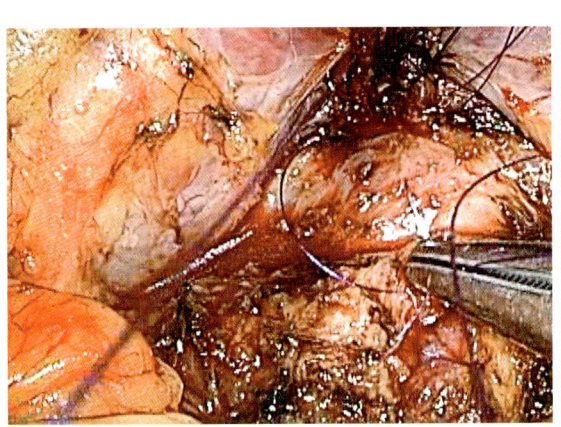

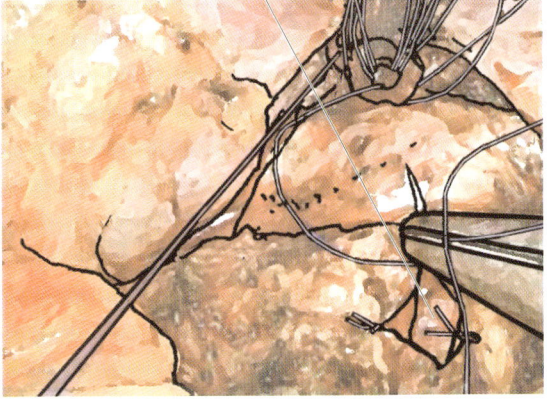

バルンカテーテル断端

写真 9c　尿道断端にかけた糸を膀胱側の内尿道口縁6時にかけます。

内尿道口（3時，9時に目印の糸がかけてある）

膀胱尿道吻合・2 DVD動画❻

内尿道口　新しく挿入したバルンカテーテル

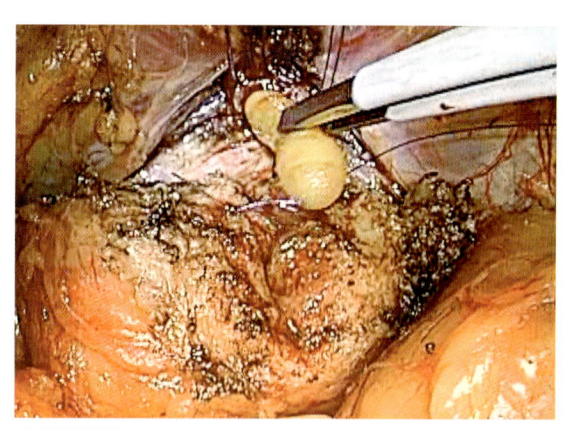

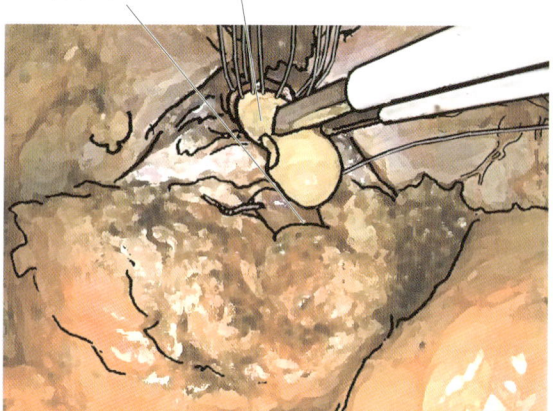

写真 9d　18Frバルンカテーテルを膀胱内に誘導後，

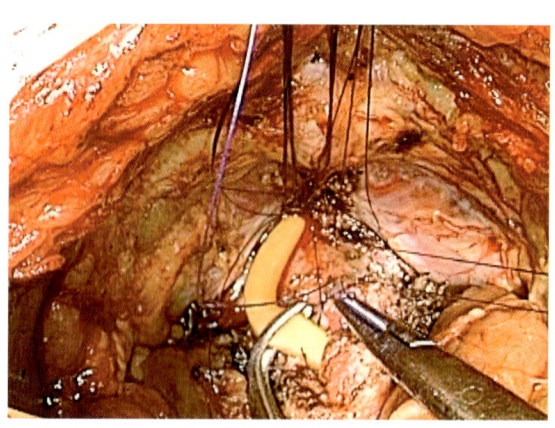

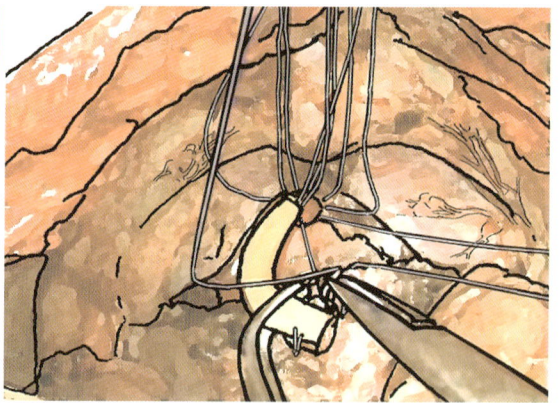

写真 9e　残りの6針を奥から順にかけていきます。

膀胱尿道吻合・3 DVD動画❻

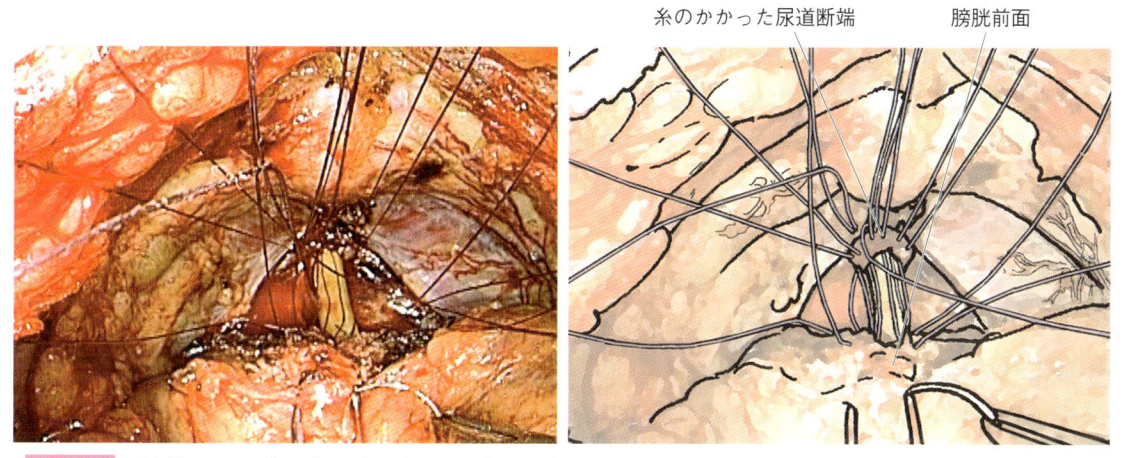

糸のかかった尿道断端　膀胱前面

写真 9f　最後に，尿道側方の巻き縫いに使った糸を用いて膀胱の前面にかけ，膀胱を固定します．

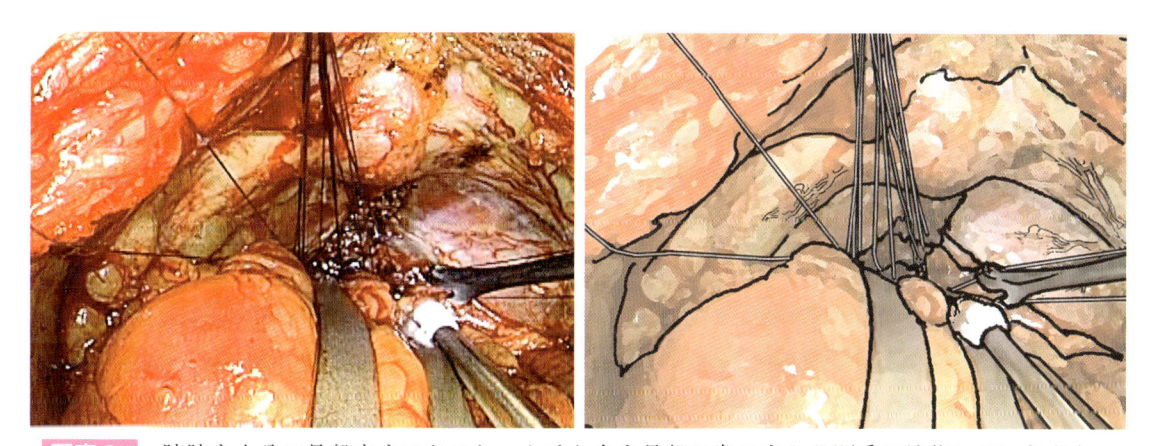

写真 9g　膀胱を十分に骨盤底までおろし，かけた糸を骨盤の奥の方から順番に結紮していきます．

ドレン挿入

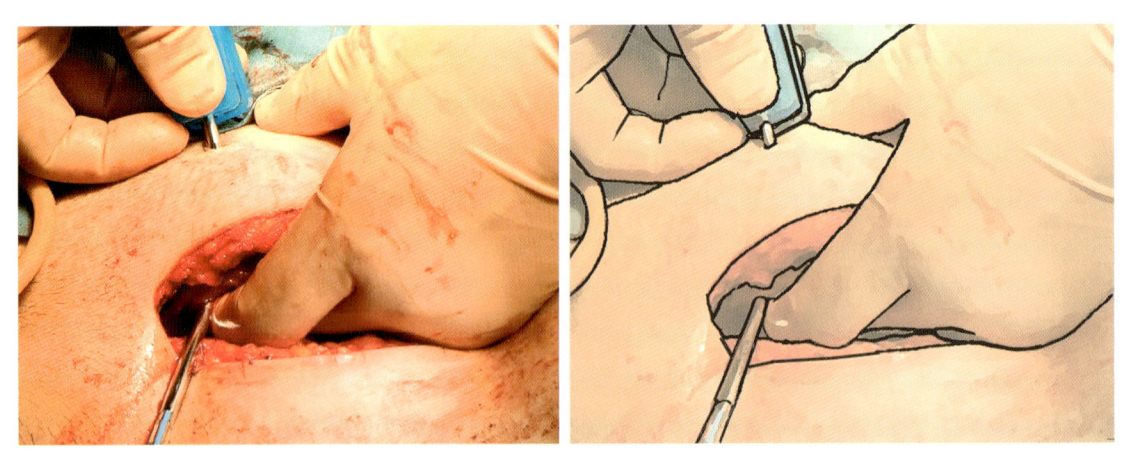

写真 10a　リンパ節郭清時は左右1本ずつ，郭清をしなかった場合はドレンを1本留置します。

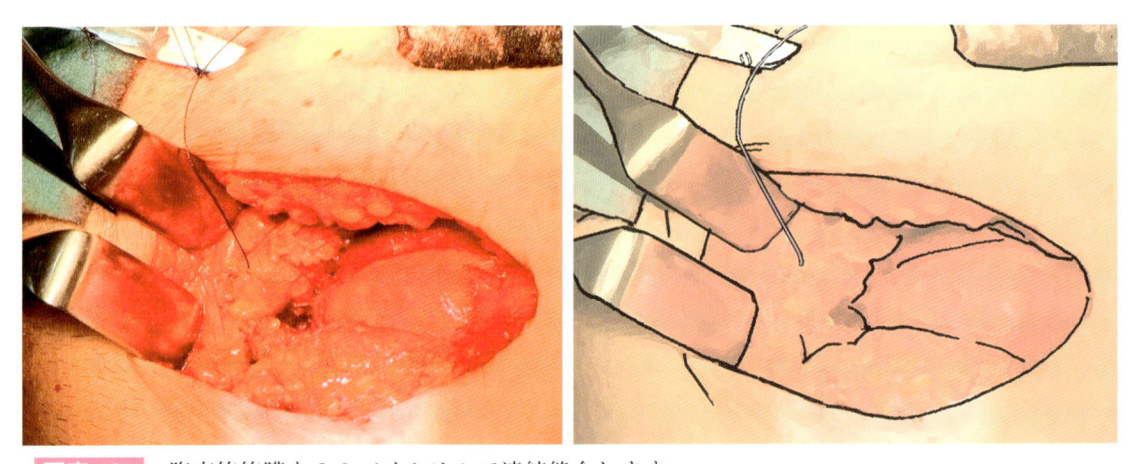

写真 10b　腹直筋筋膜を2-0バイクリルで連続縫合します。

創閉鎖

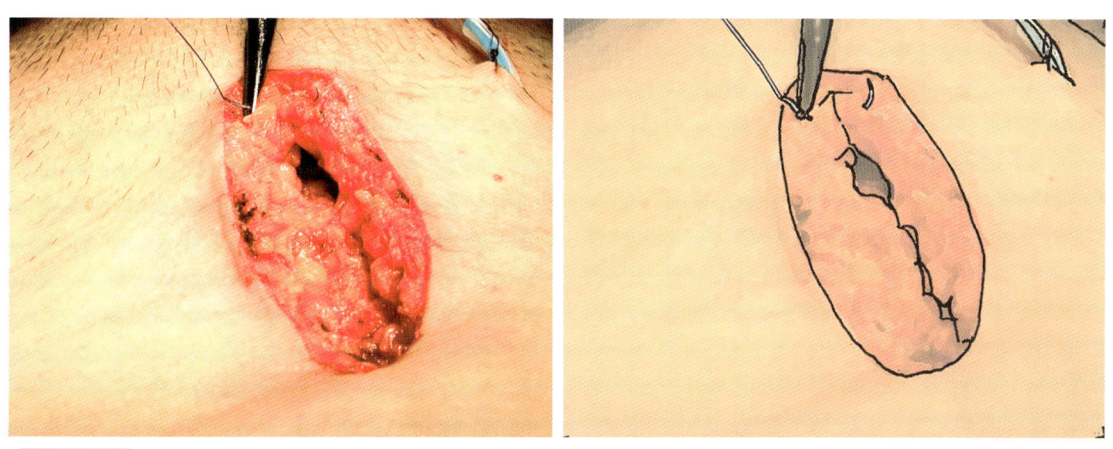

写真11a 脂肪層は生理食塩水で洗浄後,厚い場合は数カ所で軽く寄せます。

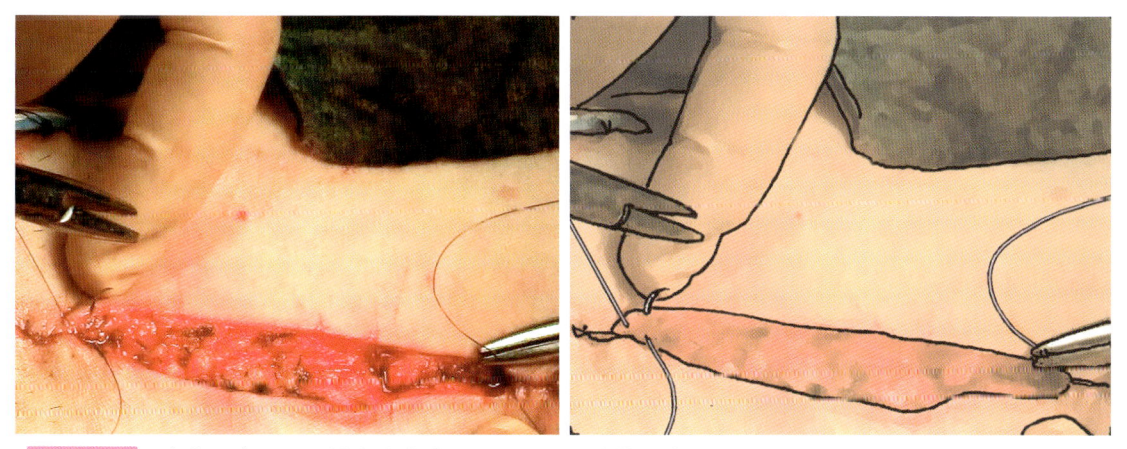

写真11b 皮膚は皮下を両端から3-0モノクリルで連続縫合します。

症例に応じた対処法

ここからは特殊な症例においての応用編となります。今までのやり方が理解できれば，あまり怖がる必要はありません。

大きな前立腺　尖部が埋まり込んでいるもの　DVD動画⑨

　大きい前立腺で手術の際に問題になるのは，尖部側方の処理と中心静脈の処理です。いったん出血すると視野が取れず止血に苦労しますので，出血させない工夫が必要です。それには，出血しやすい部分で予防的に血管を凝固しておくこと，十分剥離して場を作ることが大切です。

　具体的には，前立腺側面から尖部にかけて十分なピールを行って，側方を走る出血しそうな血管を十分に凝固しておくこと。中心静脈の処理に際しては，吊り上げの糸を何回かに分け，少しずつ前立腺を引き出すように中心静脈の入った組織を切離していくことです。いったん尿道の処理が終われば，あとは前立腺の大きさが問題になることはあまりありません。前立腺が膀胱内に突出している場合でも，膀胱の裏からそぐようにして前立腺境界を剥離していくと，通常の前立腺よりきれいにくり抜くことができます。ただし，尿道口が比較的小さく収まっても尿道口周囲が粘膜のみで薄い場合には，そのままかけると溢流の原因となり，術後の失禁や吻合部狭窄を起こすので，粘膜のみになった部分をトリミングして縦方向に筋層をしっかりと合わせて，スリット状に尿道口形成を行い吻合した方が確実です。

　また，正しい層がうまく取れずに大きく尿道口が開いた場合は，尿管口をしっかりと確認し，必要ならばカテーテルを挿入して尿管口の縫い込みを防ぐようにして6時方向を縫合閉鎖します。前立腺が大きく膀胱が十分に下まで寄らないように見える場合，膀胱後面を腹膜から腹腔が透けて見える程度まで十分剥離し，6時方向の縫合を行って尿道口が前方に移動した状態ならば，膀胱がお辞儀したような形で吻合することが可能です。

癒着のある場合

　ホルモン療法後，TUR後，生検の出血後など前立腺が周囲と癒着し，剥離しにくくまた剥離すると血管を引き裂き容易に出血してしまうことがあります。ホルモン療法後などは前立腺が小さくなり逆に出血しにくい場合もありますが，癒着症例で問題は剥離層がわかりにくくなることです。しかしこの場合も，モノポーラ鑷子による切開切離を行えば，ほとんどの場合問題なく剥離できます。それには，絶対出血をさせないという意志を持って，層と思われるところを鈍的に鑷子先を入れて剥離し，少しでも出血すればつまみ凝固で止血，剥離ラインに架橋状の構造があればつまみ切開で切離していきます。これを繰り返せば多少時間はかかっても，剥離することが可能です。出血して血液が染みこむと層がわからなくなって非常に厳しい状況になります。出血させないということが癒着症例のポイントになります。

中心静脈が幅広い場合

　太い中心静脈が何本か存在し，前立腺前面をまとめ上げるのにうまく集簇できず幅が広くなってしまうことがあります。しかし，いくら幅が広くても行うことは同じです。太い血管は灌流バイポーラ鑷子を用いて血管壁に直接当てて十分収縮させておき，小ケリー鉗子を用いてまとめ上げます。とりあえずの吊り上げの糸をかけ，切開して吊り上げ糸を結紮します。ほとんどの場合は，もう一度吊り上げることで問題なく切断できます。

側方の太い静脈束

アリス鉗子では集簇しきれない太い静脈が前立腺側方を走ることがあります。この場合も，まず予防的に灌流バイポーラ鑷子を用いて血管を凝固させておきます。中心静脈を処理後，尿道の側方の剝離時に，これらの静脈を切断する必要があり，とりあえず灌流バイポーラ鑷子で血管をつぶしておき，切断します。血管が収縮しているのであまり出血は起こりませんが，それでも出血する場合は巻き縫いを行って止めるしかありません。直接血管にかからなくても，糸を引き上げることにより筋膜の断端が緊張して，尿道と筋膜の間に静脈が挟み込まれて止血できます。ウージングがあればサージセル®を詰めて圧迫で止血します。ピールがうまくできていれば肛門挙筋の筋束（恥骨直腸筋）が薄い膜で覆われた状態なので，この膜に糸をかければアンカーとなってうまく糸がかかりますが，筋膜が破れていると直接肛門挙筋の筋束にかけることになり，筋束がほぐれてうまくかからずに苦労します。途中，若い先生から替わって止血するときなど筋束もぼろぼろになっており，泣きたくなるようなときがありますが，このような状態になってから出血の少ない手術をしようとしても無理であり，こうならないようにそれまでのステップを確実に行っていく必要があります。

中心静脈処理前に出血した場合

前立腺尖部前面の筋膜を切開して中心静脈をまとめるとき，恥骨前立腺靱帯裏に太い静脈が走っていることがあり，誤ってこれを傷つけることがあります。通常は灌流バイポーラ鑷子を用いれば止血できるのですが，なかには全然止まらないものもあります。糸をかけるにしても，これから切断する部分になるので迷うところです。このような場合，サージセル®を当てて助手にツッペルの先を出血部位に当てさせ，とりあえず出血を止めた状態で手術を続けます。ケリーで挟めば止まることが多いのですが，血管断端が奥の場合はなかなか止まりません。助手は見えないでツッペルで抑えているわけですが，あまり強く押し込むようにすると血管断端を奥に押し込む結果となり，糸がなかなかかからない状態になります。出血がコントロールできている最小の圧迫でおさえさせることが肝要です。とにかく圧迫させた状態でしばらくおくと，ほとんどはツッペルによる圧迫をとってもサージセル®のみで何とかコントロールできます。この状態になったら，通常のやり方で中心静脈を切断すればうまくいきます。以前はサージセル®のみで出血をコントロールできるのか疑問がありましたが，腹腔鏡の場合，中心静脈の処理で少しぐらい出血しても，気腹圧のみで止血されあまり気にせずに手術できることを考えると，静脈の場合はサージセル®を当ててしばらく圧迫すれば止血できますし，それで後出血も起こらずほとんどは問題ないようです。

TURP後の前立腺全摘について

TURP後の前立腺全摘はTURPからある程度期間をおかないと，炎症による癒着とウージング様の出血でかなり苦労します。当院では6カ月あけて手術を行うことにしています。問題は癒着もそうですが，前立腺前面が薄く離断しやすいこと，前立腺尿道移行部，前立腺膀胱移行部がわかりにくいことです。ある程度大きな前立腺の場合は，わざとバルンを前立腺床に落

とし込んで尿道と前立腺の移行部の確認を行うことがあります。膀胱との移行部も膀胱頸部が削られているので，内尿道口を残すことは難しい場合がほとんどです。とりあえず境界を切離し膀胱前立腺の間を開放させます。内側からなら TURP を行った境界のラインがわかりますので，内側を見ながらそのラインに沿って切離します。尿道口が大きく開けば，大きな前立腺の全摘で述べたように尿道口形成をします。

腎尿管全摘後の前立腺全摘

腎尿管全摘後の前立腺全摘は，かなり難易度の高い手術になります。とくに郭清が行われている場合，前立腺膀胱の側面がべったりと付いていますので，方針なく切離するのは非常に危険です。最も気をつけたいのは閉鎖神経損傷です。これは出血をさせないきれいな術野で，剥離する組織を確認しながら切離するしかありません。手術されていない方の側方処理を先に行い，それと対称の部位がどこに当たるかを見極め，閉鎖神経の位置を類推して処理をしていきます。癒着が強い部分は，最後に残し，それ以外を全て剥離してから本丸（癒着部）を一挙に攻めるというのが，確実な方法だと思います。

直腸手術後の前立腺全摘

これもかなり難易度が高い手術です。とくに低位前方切除で人工肛門がついている例では前立腺の裏面が剥離されており，落ち込んだ腸が癒着している可能性がありますので十分な注意が必要です。幸いというか，当院での 700 例の前立腺全摘中このような例は一例もなく，経験がありません。直腸が前立腺後ろで吻合されている例では腹膜が落ち込んで前立腺裏まで来ており，腹膜を破り開腹になりやすいこと，吻合部のステープラー近くで電気メスを使用するとステープラーに電気が伝わり，直腸を焼くことになり後で直腸瘻が起こる可能性があること（当院で 1 例経験があります）に注意する必要があります。

直腸癌が前立腺へ浸潤している場合の低位前方切除および前立腺全摘

直腸癌が前面に浸潤して前立腺に浸潤または癒着し，前立腺も一緒に取る場合があります。いっそのこと膀胱全摘を行うのも一つの手ですがダブルストーマを付ける必要があります。QOL の面からは前立腺のみを摘出し，尿道に膀胱を継ぐのが一番良いと考えられるケースがあります。もちろん尿道まで浸潤していれば，尿道も摘出して膀胱瘻にする必要がありますが，この場合もまずは前立腺全摘を行ってから尿道を処理するのか検討することになります。前立腺尖部を処理して尿道を離断し可及的に逆行性に前立腺後面を剥離，また膀胱前立腺移行部を前面から剥離して膀胱の側方の血流が残るよう側方の処理を最小限にして，膀胱裏面を剥離し腹膜と交通させて外科に引き継ぎます。直腸を抜いた後は小骨盤腔に大きな組織欠損が生ずるので，そのまま膀胱と尿道を吻合してもうまくつきません。左右の肛門挙筋をあわせ，とくに尿道吻合予定部の後面にしっかりとした後壁を作ることが必要です。当科では尿道のバルンは 2 週間以上入れて，念のため膀胱瘻を立てておくことにしています。

あとがき

　現在，前立腺全摘術は，開腹術，小切開，腹腔鏡，ロボット補助などいくつかの術式があります。開腹術にしても恥骨後式，会陰式があり，恥骨後式もさらに順行性，逆行性に分かれますが，各々の方法には長所短所があり，最終的には一つの方法を究めて，自分にあった方法で行うことが一番良いのではないかと思います。その点，この本には，私が今行っている恥骨後式逆行性という単一の方法しか載せておらず，他の方法を行っている先生方にとってはあまり役に立たないと思われるかも知れません。

　しかし，運針の仕方，糸の結び方，止血の仕方などの細かいテクニックは他の手術にも広く応用できることですし，前立腺全摘後の尿禁制獲得のしくみについては新しい考え方を示したつもりです。この本ではいかに出血を抑えるか，尿禁制を保つかと言うことを主眼に書きましたが，出血のない視野で行えば前立腺に切り込んで根治性を損なったり，直腸や尿管損傷などの手技的な合併症を起こすことは少ない（700例の経験のうち，自分が執刀した手術で直腸損傷から人工肛門となったり，尿管損傷の修復が必要となったものはありませんでした）と思います。

　問題は，前立腺の側方を予防的に焼灼するのでNVBを残したつもりでも勃起能が回復しない症例が多い点です。この点については，どちらかと言えば高齢の方が多く，日本人の特性なのか今まではあまり問題となることはありませんでしたが，ロボット手術の成績がよいことを考慮すれば，勃起能保持を強く望む症例については改善するための何らかの方策を検討しなければならないと思っております。

　医学の発達は日進月歩で，この本を書き始めた当初と尿禁制の考え方が変わってきましたし，使う道具も少しずつ変わってきています。また，数年経てば，米国と同じようにロボット補助手術が前立腺全摘の主流となり，開腹手術は肩身の狭い状況に陥っているかも知れません。しかし，初心者が初めからロボット手術を行うことはあり得ませんし，ロボットのない場所で手術をする機会もなくならないと思います。この本が，前立腺全摘術の入門書として安心安全な手術を行う上で役立つことを祈念して筆を置きたいと思います。

参考文献

1) 小濱和貴, 坂井義治. 腹腔鏡下止血用材料・器具. 手術. 2010；64（6）：903-7.
2) Sakuragi T, Okazaki Y, Mitsuoka M, Itoh T. Dramatic hemostasis of the transected pulmonary artery model using SOFT COAG electrosurgical output. Interact Cardiovasc Thorac Surg. 2008；7（5）：764-6.
3) Makarov DV, Trock BJ, Humphreys EB, Mangold LA, Walsh PC, Epstein JI, Partin AW. Updated nomogram to predict pathologic stage of prostate cancer given prostate-specific antigen level, clinical stage, and biopsy Gleason score (Partin tables) based on cases from 2000 to 2005. Urology. 2007；69（6）：1095-101.
4) Savera AT, Kaul S, Badani K, Stark AT, Shah NL, Menon M. Robotic radical prostatectomy with the "Veil of Aphrodite" technique：histologic evidence of enhanced nerve sparing. Eur Urol. 2006；49（6）：1065-73；discussion 1073-4.
5) Rocco F, Carmignani L, Acquati P, Gadda F, Dell'Orto P, Rocco B, Casellato S, Gazzano G, Consonni D. Early continence recovery after open radical prostatectomy with restoration of the posterior aspect of the rhabdosphincter. Eur Urol. 2007；52（2）：376-83.
6) Tewari A, Jhaveri J, Rao S, Yadav R, Bartsch G, Te A, Ioffe E, Pineda M, Mudaliar S, Nguyen L, Libertino J, Vaughan D. Total reconstruction of the vesico-urethral junction. BJU Int. 2008；101（7）：871-7.
7) Noguchi M, Kakuma T, Suekane S, Nakashima O, Mohamed ER, Matsuoka K. A randomized clinical trial of suspension technique for improving early recovery of urinary continence after radical retropubic prostatectomy. BJU Int. 2008 Sep；102（8）：958-63.
8) Moinzadeh A, Shunaigat AN, Libertino JA. Urinary incontinence after radical retropubic prostatectomy：the outcome of a surgical technique. BJU Int. 2003；92（4）：355-9.
9) 荒井陽一, 斎藤誠一, 並木俊一, 石戸谷滋人, 佐藤信. 局所前立腺癌に対する外科療法. 日本臨牀. 2005；63（2）：261-6.
10) 山中望, 日向信之, 福本亮, 田口功, 結縁敬治. 前立腺尖部到達方法の改良と尿禁制—open surgery による intrafascial dissection. Urology View. 2007；5（2）：40-5.
11) 杉村芳樹. 排尿機能温存のための DVC 処理の工夫. Urology View. 2007；5（2）：28-33.
12) Rocco F, Carmignani L, Acquati P, Gadda F, Dell'Orto P, Rocco B, Bozzini G, Gazzano G, Morabito A. Restoration of posterior aspect of rhabdosphincter shortens continence time after radical retropubic prostatectomy. J Urol. 2006；175（6）：2201-6.
13) Menon M, Shrivastava A, Kaul S, Badani KK, Fumo M, Bhandari M, Peabody JO. Vattikuti Institute prostatectomy：contemporary technique and analysis of results. Eur Urol. 2007；51（3）：648-57；discussion 657-8.
14) Takenaka A, Tewari AK, Leung RA, Bigelow K, El-Tabey N, Murakami G, Fujisawa M. Preservation of the puboprostatic collar and puboperineoplasty for early recovery of urinary continence after robotic prostatectomy：anatomic basis and preliminary outcomes. Eur Urol. 2007；51（2）：433-40；discussion 440.
15) Mattei A, Naspro R, Annino F, Burke D, Guida R Jr, Gaston R. Tension and energy-free robotic-assisted laparoscopic radical prostatectomy with interfascial dissection of the neurovascular bundles. Eur Urol. 2007；52（3）：687-94.
16) Tewari A, Jhaveri J, Rao S, Yadav R, Bartsch G, Te A, Ioffe E, Pineda M, Mudaliar S, Nguyen L, Libertino J, Vaughan D. Total reconstruction of the vesico-urethral junction. BJU Int. 2008；101（7）：871-7.
17) Ozu C, Hagiuda J, Nakagami Y, Hamada R, Horiguchi Y, Yoshioka K, Nakashima J, Hatano T, Tachibana M. Radical retropubic prostatectomy with running vesicourethral anastomosis and

early catheter removal : our experience. Int J Urol. 2009 ; 16 (5) : 487-92.
18) Van Kampen M, De Weerdt W, Van Poppel H, De Ridder D, Feys H, Baert L. Effect of pelvic-floor re-education on duration and degree of incontinence after radical prostatectomy : a randomised controlled trial. Lancet. 2000 ; 355 (9198) : 98-102.
19) Wille S, Sobottka A, Heidenreich A, Hofmann R. Pelvic floor exercises, electrical stimulation and biofeedback after radical prostatectomy : results of a prospective randomized trial. J Urol. 2003 ; 170 (2 Pt 1) : 490-3.
20) Burkhard FC, Kessler TM, Fleischmann A, Thalmann GN, Schumacher M, Studer UE. Nerve sparing open radical retropubic prostatectomy—does it have an impact on urinary continence ? J Urol. 2006 ; 176 (1) : 189-95.
21) Finley DS, Osann K, Skarecky D, Ahlering TE. Hypothermic nerve-sparing radical prostatectomy : rationale, feasibility, and effect on early continence. Urology. 2009 ; 73 (4) : 691-6.
22) Gaker DL, Gaker LB, Stewart JF, Gillenwater JY. Radical prostatectomy with preservation of urinary continence. J Urol. 1996 ; 156 (2 Pt 1) : 445-9.
23) Walsh PC, Marschke PL. Intussusception of the reconstructed bladder neck leads to earlier continence after radical prostatectomy. Urology. 2002 ; 59 (6) : 934-8.
24) Moinzadeh A, Shunaigat AN, Libertino JA. Urinary incontinence after radical retropubic prostatectomy : the outcome of a surgical technique. BJU Int. 2003 ; 92 (4) : 355-9.
25) Patel VR, Coelho RF, Palmer KJ, Rocco B. Periurethral suspension stitch during robot-assisted laparoscopic radical prostatectomy : description of the technique and continence outcomes. Eur Urol. 2009 ; 56 (3) : 472-8.
26) Sugimura Y, Hioki T, Yamada Y, Fumino M, Inoue T. An anterior urethral stitch improves urinary incontinence following radical prostatectomy. Int J Urol. 2001 ; 8 (4) : 153-7.

索　引

―――――― 和　文 ――――――

● あ ●
アーガイル社　11
アーガイルマルチチャネル®ドレン　12
アリス鉗子　29, 41, 52, 87

● い ●
糸送り棒　8, 11, 60
陰圧ドレン　12

● う ●
ウェルチアレン社　8

● え ●
エルベ社　4, 9
エンドパス®チェリーダイセクター　13

● お ●
オートカット　14
男結び　61
オムニトラクト®　8
オムニトラクト®型開創器　10
オリンパス社　10
オルセン社　9
女結び　61

● か ●
拡大鏡　8
カネカメディックス社　12
灌流バイポーラ鑷子　3, 8, 14, 25, 26, 30, 32, 34, 41, 42, 47, 48, 51, 52, 87

● き ●
吸引嘴管　8, 11
筋鉤　22

● く ●
クラッシックモード　16
グレイサージカル社　10

● け ●
ケリー鉗子　19, 29, 34, 39, 41, 45, 86
腱弓　25, 26, 27, 28, 32, 33, 35, 37, 41, 42

ケンツメディコ　13

● こ ●
後壁補強　38
肛門挙筋　25, 27, 28, 35, 47, 87
肛門挙筋筋膜　38
コッヘル鉗子　39, 45
コヴィディエン社　9, 12

● さ ●
サージセル®　8, 13, 40, 48, 87

● し ●
持続硬膜外カテーテル　7
ジョンソンエンドジョンソン　13
シラスコン®ペンローズドレーン　12

● す ●
スイフト凝固　16
スケルトナイズ　21
スパーク　4, 5

● せ ●
精管　16, 50, 76
精嚢　50, 76
前壁補強　38, 53
前立腺脚　16, 49

● そ ●
ソフト凝固　3, 4, 5, 6, 14

● た ●
タイムアウト　18

● ち ●
恥骨前立腺靱帯　24, 25, 27, 28, 37
恥骨前立腺靱帯裏　87
恥骨直腸筋　47, 87
恥骨尾骨筋　25, 26, 37, 38
中心静脈　16, 34, 35
中心静脈処理　22, 29, 30, 32, 41, 68, 87
直腸尿道筋　48
直角鉗子　50, 51

● つ ●

ツッペル　8, 12, 26, 41, 43, 48, 87

● て ●

デザインフォービジョン社　8
デノビアの癒合筋膜　49

● と ●

ドレーピング　18
トンプソン型開創器　10

● な ●

内骨盤筋膜　25, 28
成毛式ソラココットン　13

● に ●

尿禁制　36
尿道口形成　53
尿道吻合　11, 12, 53, 79

● は ●

ハイカット　16, 19
バイクランプ　3, 16, 41, 49, 50
バイクリル　11
バイポーラカット　15, 32
バイポーラ鑷子　9
バイポーラソフト　15, 32
パーフェクトピールプロスタテクトミー（PPP）　2
パルチンノモグラム　21
バルンカテーテル　8, 12

● ひ ●

ピールテクニック　24, 25

● ふ ●

腹腔鏡スコープ　10

● へ ●

閉鎖神経　21, 88
ヘッドランプ　8
ペンシル型電気メス　16, 17, 51
ペンシル型ハンドピース　9, 19
ペンローズドレン　8

● み ●

ミズホ社　11, 60

● も ●

モスキート鉗子　30, 45, 52
モノクリル　11
モノポーラ　8
モノポーラ鑷子　9, 14, 86

● り ●

リンパ節郭清　12, 16, 21, 22, 65

● ろ ●

ロイコストリップテープ　12

――― 欧　文 ―――

Active continence　38
Lagis 社　11
levator fascia　26, 31, 33, 37, 42
NG チューブ　7
NVB　38, 47, 48
paravesical fat pad　20
passive continence　38
prostatic fascia　33, 42
PSA　21
Rocco stitch　38, 53
sliding knot　61
tendineus arch　25
VIO システム®　3, 4

――― 数　字 ―――

2-0 バイクリル　29, 32
2-0 バイクリル糸　56
3-0 PDS　56
3-0 バイクリル　31, 34, 53
4-0 モノクリル　53
5mm 腹腔鏡　8

出血・失禁は心配ご無用！
ピールテクニックを用いた前立腺全摘除術（DVD付）
定価（本体 7,000 円＋税）

2013 年 11 月 28 日　第 1 版 第 1 刷発行

著　者　　上平　　修

発行者　　古谷　純朗
発行所　　金原出版株式会社
　　　　　〒113-8687　東京都文京区湯島 2-31-14
　　　　　　電話　編集(03)3811-7162
　　　　　　　　　営業(03)3811-7184
　　　　　　FAX　　(03)3813-0288　　　　　　　　　　　©2013
　　　　　　振替口座　00120-4-151494　　　　　　　　検印省略
　　　　　　http://www.kanehara-shuppan.co.jp/　　　Printed in Japan
ISBN 978-4-307-43054-8　　　　　　　　　　　　　　印刷・製本／真興社

JCOPY　<(社)出版者著作権管理機構　委託出版物>
本書の無断複写は著作権法上での例外を除き禁じられています．複写される場合は，
そのつど事前に，(社)出版者著作権管理機構（電話 03-3513-6969，FAX 03-3513-6979，
e-mail：info@jcopy.or.jp）の許諾を得てください．
附属 DVD は，図書館等での館外貸出しはできません．

小社は捺印または貼付紙をもって定価を変更致しません．
乱丁，落丁のものはお買上げ書店または小社にてお取り替え致します．

■DVD 使用上のご注意
・本書に付属する DVD は DVD ビデオ形式です。DVD ビデオ対応プレイヤーまたは DVD ビデオ対応のパーソナルコンピューターでご覧ください。
・本 DVD をパーソナルコンピューターでご覧になる際，下記の推奨環境以外で使用された場合の動作保障はいたしません。
・本 DVD には，下記に示す目次内容の映像が，DVD ビデオ形式にて収録されています。
・本 DVD をご使用になった結果について，著者，金原出版株式会社，および DVD 制作関係者は一切の責任を負いません。

■著作権に関して
・本 DVD は，私的視聴に用途を限って販売されています。したがって，無断での複製，レンタル，個人使用以外での上映・放送および公衆送信を行うことは法律で禁止されています。

〔推奨環境〕
　・Windows の場合：Microsoft Windows XP SP3 以降，Windows 7 SP1 以降
　・Macintosh の場合：Macintosh OS 10.5.8 以降
　・動画再生ソフト：Windows Media Player，DVD プレイヤー

　Microsoft，Windows は米国 Microsoft 社の，Macintosh は米国 Apple 社の登録商標または商標です。